Dietas, escolha a sua

CIP-BRASIL. CATALOGAÇÃO NA FONTE
SINDICATO NACIONAL DOS EDITORES DE LIVROS, RJ

A573d

André, Marie-Laure
Dietas, escolha a sua : encontre o regime certo para seu estilo de vida / Marie-Laure André ; tradução Marisa Rossetto. - Campinas, SP : Verus, 2009.

Tradução de: Quel régime choisir? : les meilleures méthodes d'amaigrissement comparées, analysées et personnalisées
Inclui bibliografia
ISBN 978-85-7686-046-4

1. Dieta de emagrecimento. I. Título.

08-5506 CDD: 613.25
CDU: 613.24

Marie-Laure André

Dietas
escolha a sua

Encontre o regime certo
para seu estilo de vida

Tradução
Marisa Rossetto

VERUS
editora

Título original
Quel régime choisir?
Les meilleures méthodes d'amaigrissement
comparées, analysées et personnalisées

Copidesque
Ana Paula Gomes

Revisão
Anna Carolina G. de Souza

Projeto gráfico
André S. Tavares da Silva

Verus Editora Ltda.
Av. Brasil, 1999, Jd. Chapadão
13070-178 - Campinas/SP - Brasil
Fone/Fax: (19) 4009-6868
verus@veruseditora.com.br
www.veruseditora.com.br

Agradecimentos

Sinceros agradecimentos à equipe do Serviço de Endocrinologia e Diabetologia do Hospital Chalucet, da cidade de Toulon – doutores Richard Combes, Véronique Di Costanzo e Guy Fontaine –, pelos pareceres sobre as dietas apresentadas na primeira parte deste livro.

Agradeço igualmente ao dr. Christian Wolf, chefe do Serviço de Nefrologia do Hospital Font-Pré, também de Toulon – com quem tive o prazer de trabalhar –, pelo parecer sobre a dieta da proteína.

Por fim, agradeço a Valérie de Sahb, Liza Person e toda a equipe do setor de "livros práticos" da Flammarion, que permitiram que este livro viesse a lume.

Sumário

Prefácio

Algumas pessoas sentem arrepios à simples evocação desta palavra, sinônimo de privação e aborrecimento, enquanto outras mergulham de corpo e alma, assim que chega a primavera, no novo regime milagroso que as fará perder os quilinhos acumulados no inverno.

Durante séculos, demonstrar certa corpulência foi sinônimo de boa saúde e sucesso. Nos dias atuais, porém, formas mais redondas saíram de moda, e nossa sociedade valoriza as formas longilíneas. A mídia nos impõe um ideal de silhueta – é preciso ser bonito, ter um corpo firme e escultural, ainda que a moda da extrema magreza, às vezes doentia, já não esteja em vigor. Mas há um senão: a pílula milagrosa que poderá derreter a gordura como neve sob o sol ainda não foi inventada, e é preciso se submeter a um regime se quisermos alimentar a esperança de eliminar o excesso de peso.

Enquanto os médicos se preocupam com o aumento da obesidade em muitos países do mundo, as revistas femininas fazem o maior sucesso com seus regimes de resultados quase instantâneos: "Perca cinco quilos em duas semanas antes do verão". A cada dia surgem mais tratamentos que nos prometem emagrecimento rápido: mesoterapia, hipnose, drenagem linfática, algaterapia, lipoaspiração, mas eles pressupõem igualmente uma modificação nos hábitos alimentares, com a redução da ingestão energética. Não há como escapar, portanto, do regime.

A obesidade e o sobrepeso estão presentes em quase todos os países do globo, e fala-se atualmente de uma verdadeira epidemia mundial. Nos Estados Unidos, a proporção de obesos ultrapassa um quarto da população. Na França e no Brasil, ela é mais modesta – aproximadamente 9% dos adultos são obesos –, mas essa porcentagem não pára de aumentar, tal como ocorre em diversos outros países. E o sobrepeso também está em contínuo aumento – estima-se que cerca de 30% dos adultos na França e 40% no Brasil estejam acima do peso.

O mais inquietante é a obesidade infantil: nos últimos vinte anos, a incidência da obesidade entre crianças aumentou 240% no Brasil. Atualmente, mais de 15% das crianças do país são obesas.

Introdução

Obesidade ou sobrepeso?

A obesidade é definida como excesso de massa gordurosa, trazendo conseqüências nefastas para a saúde. Determina-se a obesidade ou o sobrepeso pelo índice de massa corporal (IMC), calculado com base no peso e na altura do indivíduo, aplicando-se uma fórmula simples:

$$IMC = \frac{P}{A^2}$$

em que P = peso em quilogramas e A = altura em metros.

Exemplo para uma pessoa de 1,65 m e 60 kg:

$$IMC = \frac{60}{1{,}65^2} = 22{,}05$$

Classificação internacional do peso corporal e da obesidade	
IMC < 18,5	Abaixo do peso
18,5 < IMC < 24,9	Peso normal
25 < IMC < 29,9	Sobrepeso
30 < IMC < 34,9	Obesidade grau 1 (moderada)
35 < IMC < 39,9	Obesidade grau 2 (grave)
IMC > 40	Obesidade grau 3 (muito grave, ou mórbida)

Esse índice é utilizado pelos médicos para avaliar a probabilidade de problemas de saúde ligados à obesidade, sobretudo o risco cardiovascular e metabólico. Aplica-se a qualquer indivíduo com idade entre 20 e 65 anos, exceto mulheres grávidas e portadores de doença grave. Esse índice não leva em conta a ossatura nem a musculatura, o que altera os resultados para atletas cuja massa muscular seja muito desenvolvida.

O IMC parece bastante distante dos padrões de magreza veiculados pela mídia – inúmeros são aqueles e aquelas que, apesar de ter o índice absolutamente normal, desejam perder alguns quilos que julgam excessivos.

As causas do ganho de peso

Fatores ambientais

O desequilíbrio alimentar e o sedentarismo são as principais causas da obesidade.

Primeira constatação: o corpo acumula as calorias excessivas consumidas ao longo do dia. Se você necessita de duas mil calorias por dia, mas consome três mil, o excedente é transformado em gordura e estocado nas células adiposas. É pura matemática!

Segunda constatação: mais do que o excesso calórico, é sobretudo o desequilíbrio alimentar que gera ganho de peso – o beliscar fora de hora, as refeições ricas em gorduras e em açúcares, as refeições puladas, a falta de fibras.

Assim, tenha em mente: comer menos, mas acima de tudo comer melhor!

Não basta reduzir o consumo calórico – é preciso antes de tudo aprender a compor as refeições, o que permite que se obtenha equilíbrio entre proteínas, gorduras e glicídios. Não podemos esperar emagrecer e nos manter magros sem adotar uma nova forma de alimentação (do ponto de vista qualitativo e quantitativo).

Por que a proporção de obesos e de pessoas com sobrepeso vem aumentando constantemente desde o início do século XX, embora nosso consumo energético em geral tenha diminuído?

Simplesmente porque nossas necessidades calóricas também diminuíram – estamos muito mais sedentários. A televisão, o computador, o *videogame*... São diversas atividades que quase não exigem energia. Os meios de transporte também evoluíram. A bicicleta foi relegada aos passeios de domingo. Nossa locomoção se faz sobretudo por veículos motorizados. As escadas rolantes e os elevadores pouco a pouco tomaram o lugar das tradicionais escadas.

Hereditariedade

Muitos genes podem estar envolvidos no surgimento da obesidade. Calcula-se que, se um dos pais for obeso, a probabilidade de o filho ser obeso é de 40%. Se os dois pais forem obesos, a chance sobe para 80%. Em nossos genes estão inscritos nossa altura, a cor de nossos olhos... e talvez também nosso peso!

Mas não sejamos fatalistas – os fatores ambientais podem influenciar a predisposição genética; podem até mesmo contrabalançar os efeitos da hereditariedade. Para lutar contra a predisposição genética a ganhar peso, é absolutamente necessário ter bons hábitos de vida, ou seja, acabar com o sedentarismo e alimentar-se de forma saudável e equilibrada. Lembre-se sempre de que a genética não explica todos os casos de obesidade. Se fosse assim, teríamos sido vítimas de uma súbita mutação genética, considerando a explosão da obesidade nestes últimos anos.

Fatores endócrinos

Algumas doenças, tais como o hipotireoidismo e a síndrome de Cushing (secreção abundante de cortisol pelas glândulas suprarrenais), podem favorecer o ganho de peso. Mas essas endocrinopatias raramente são encontradas nos casos de obesidade.

Fatores emocionais

Certas emoções, como o estresse, a raiva e a tristeza, são acusadas de provocar ganho de peso. Encontramos freqüentemente compulsões alimentares provocadas por essas emoções, o que explicaria esse fenômeno. Mastigamos avidamente um biscoito ou um pedaço de chocolate para afugentar o tédio ou aliviar a angústia.

Alguns casos de obesidade estão relacionados a um acontecimento desencadeador: divórcio, mudança, desemprego... A comida se torna, então, um meio de compensar frustrações, falta de amor, ansiedade etc.

Um acompanhamento psicológico pode ajudar a compreender a origem do aumento de peso, o que é indispensável para manter o peso após emagrecer.

Fatores medicamentosos

Certos medicamentos são conhecidos por acarretar ganho de peso: alguns antidepressivos e, sobretudo, remédios à base de cortisona, que estimulam o apetite e favorecem o acúmulo de gordura. Esse efeito estimulante pode desencadear verdadeiros frenesis alimentares. Certos tratamentos hormonais à base de estrógeno também podem ser responsáveis pelo aumento de peso.

As complicações da obesidade

A obesidade pode trazer complicações de diversos tipos:

- Metabólicas: mais de 30% dos obesos têm a taxa de glicose no sangue desregulada e desenvolvem diabetes tipo 2. A hipertensão arterial é outra complicação. A hiperuricemia (taxa elevada de ácido úrico no sangue) é encontrada em alguns casos de obesidade e é responsável pelas crises de gota.
- Articulares: artrose, afetando os joelhos ou os quadris.

- Respiratórias: problemas de apnéia do sono e de dispnéia são freqüentemente encontrados.
- Cardiovasculares: taxas elevadas de colesterol e triglicérides no sangue, que aumentam o risco de aterosclerose e outras doenças cardiovasculares. O risco de acidente vascular cerebral também é mais alto entre pessoas obesas.
- Digestivas: risco maior de cálculos biliares.

A perda de peso reduz consideravelmente todos esses riscos e melhora, sem necessidade de outro tipo de tratamento, a maioria dos sintomas: diminui os distúrbios respiratórios, atenua a resistência à insulina entre os diabéticos, melhora os parâmetros sanguíneos etc.

Mas as conseqüências da obesidade não são unicamente relacionadas à saúde; são também, infelizmente, psicológicas e sociais. Desde muito jovens, os obesos são vítimas de gozações depreciativas, apontados e rotulados de "gordos", "baleias" e outros nomes ofensivos e não raro têm que enfrentar dificuldades de ordem psicológica: sentimento de exclusão, isolamento, inadequação, perda de autoconfiança, entre outras

O "gordo" não é valorizado em nossa sociedade, que nada previu para facilitar sua integração e seu cotidiano – ele tem que comprar roupa em lojas especializadas em tamanhos grandes; os assentos dos transportes públicos, assim como os dos teatros e salas de cinema, muitas vezes não são adequados, já que parecem concebidos para indivíduos "padronizados", que não ultrapassam oitenta quilos; e assim por diante.

Calcule seu peso ideal

Existem várias fórmulas para calcular seu peso ideal. A fórmula de Lorentz utiliza a altura e o sexo:

Fórmula de Lorentz

Para homens:

$$\text{Peso ideal (em kg)} = \text{altura (em cm)} - 100 - \frac{\text{altura (em cm)} - 150}{4}$$

Para mulheres:

$$\text{Peso ideal (em kg)} = \text{altura (em cm)} - 100 - \frac{\text{altura (em cm)} - 150}{2}$$

Exemplo para uma mulher de 1,65 m:

$$\text{Peso ideal} = 165 - 100 - \frac{165 - 150}{2} = 65 - 7{,}5 = 57{,}5 \text{ kg}$$

Essa fórmula está um pouco ultrapassada (data de 1929!), mas permite que seja fixado um objetivo razoável em caso de obesidade grave. Ela fornece uma estimativa de peso "ideal" do ponto de vista médico. Evidentemente, a fórmula de Lorentz não pode ser utilizada por pessoas baixas demais nem pelos fisiculturistas e outros atletas cuja musculatura seja muito desenvolvida.

Uma fórmula mais atual

Outra fórmula, mais simples, pode ser utilizada:

Peso ideal para mulheres = altura^2 (em m) × 20

Peso ideal para homens = altura^2 (em m) × 22

Exemplo para uma mulher de 1,65 m:

Peso ideal = $1{,}65^2 \times 20 = 54{,}5$ kg

Essa segunda fórmula indica valores ligeiramente mais baixos do que a de Lorentz, mais próximos das médias atuais.

Podem-se também encontrar tabelas de peso ideal calculado em função da altura, do sexo e da ossatura:

Para mulheres			
Altura	Limite inferior (ossatura pequena) (em kg)	Peso normal (ossatura média) (em kg)	Limite superior (ossatura grande) (em kg)
1,47 m	41,7	46,6	54
1,50 m	42,6	47,2	55,3
1,52 m	43,5	48,5	56,7
1,55 m	44,9	49,9	58,1
1,57 m	46,6	51,2	59,4
1,60 m	47,6	52,6	60,8
1,62 m	49	54,4	62,6
1,65 m	50,3	55,8	64,4
1,67 m	51,7	58,1	66,2
1,70 m	53,5	59,9	68
1,72 m	55,3	61,7	69,9
1,75 m	57,2	63,5	71,7
1,77 m	59	65,3	73,9
1,80 m	60,8	67,1	76,2
1,82 m	62,6	68,9	78,5

Para homens			
Altura	Limite inferior (ossatura pequena) (em kg)	Peso normal (ossatura média) (em kg)	Limite superior (ossatura grande) (em kg)
1,60 m	52,2	55,8	65,3
1,62 m	53,5	59	67,1
1,65 m	54,9	60,3	68,9
1,67 m	56,2	61,7	70,8
1,70 m	58,1	63,5	73
1,72 m	59,9	65,8	75,3
1,75 m	61,7	67,6	77,1

1,77 m	63,5	69,4	78,9
1,80 m	65,3	71,7	81,2
1,82 m	67,1	73,5	83,5
1,85 m	68,9	75,3	85,7
1,87 m	70,8	77,6	88
1,90 m	72,6	79,9	90,3
1,92 m	74,4	82,1	92,5

Essa noção de peso ideal é muito abstrata, e as fórmulas e tabelas propostas correspondem a um peso correto segundo os parâmetros médicos. Esse padrão muitas vezes está bem distante do peso desejado pelos candidatos ao regime, pois, com efeito, os critérios estéticos atuais ditam um peso ideal bem mais baixo.

Pode-se ainda propor outro peso ideal: o peso de estar em forma. É aquele com o qual nos sentimos bem física e psicologicamente. Mas atenção: não seja idealista demais! Se esse peso se situar muito abaixo daquele para o qual você está geneticamente programado, terá que ser mantido ao custo de constantes esforços e privações alimentares. Nesse caso, pode ser fonte de cansaço e gerar carências nutricionais. É preciso estar atento para que o peso que você considera ideal corresponda a um índice de massa corporal normal (entre 19 e 25).

O culto ao corpo e à magreza

A indústria da magreza nunca foi tão lucrativa: cremes modeladores, géis anticelulite, adesivos que diminuem o apetite, pílulas que queimam gordura, produtos que dão uma mãozinha para emagrecer à base de chá verde ou de fibras de abacaxi... Os coadjuvantes do regime estão sempre presentes, e a indústria farmacêutica inova a cada ano colocando no mercado produtos cada vez mais sedutores. A imagem perfeita nos é imposta – é preciso ser bonito, parecer jovem e sobretudo ter um corpo esbelto.

A cada primavera surgem novos regimes, com promessas de emagrecimento sem esforço e em tempo recorde. Antigos regimes renascem, com pequenas adaptações ao gosto do momento. Inúmeros candidatos estão dispostos a testar todas as novidades, dietas e tratamentos, por vezes colocando em risco a própria saúde... ou o próprio bolso!

Esse mercado se dirige principalmente às mulheres, mas observa-se um fenômeno novo há alguns anos: os homens também se interessam cada vez mais pela própria aparência. Hoje, muitos se preocupam com a alimentação e estão dispostos a testar os regimes da moda.

O efeito sanfona

Todos os regimes, desde os mais sérios até os mais extravagantes, emagrecem. Porém, com freqüência trata-se apenas de perda de massa muscular e água, e não de gordura! Assim que o peso desejado é atingido, é preciso dar início ao período de manutenção. Não se pode esquecer que a eficácia de um regime se mede com o decorrer dos anos – a manutenção é tão importante, se não for mais, que a fase de perda de peso.

É nesse momento que o candidato a ter um corpo esbelto se confronta consigo mesmo – na maioria das vezes, ele luta para perder os quilos em excesso num dado período, mas não pensa no "pós-regime". Com efeito, a maioria das dietas que surgiram após os anos 50 propõe soluções temporárias.

Em grande parte dos casos, a pessoa volta a engordar depois de um tempo, porque os hábitos alimentares não foram levados em conta na dieta, ou porque a origem do ganho de peso não foi tratada, ou simplesmente pelo fato de que o indivíduo não aprendeu a administrar sua alimentação para conseguir se manter magro. Com isso, freqüentemente a pessoa volta ao peso do início do regime, podendo até mesmo ultrapassá-lo. É o que chamamos de efeito sanfona.

Quanto mais restritivo e desequilibrado for o regime, mais rápida e considerável será a retomada de peso. De tanto privar o organismo, ele se defende opondo resistência – adapta-se um pouco mais a cada regime feito e diminui o metabolismo basal. Torna-se então cada vez mais difícil perder peso, apesar das restrições alimentares. Uma terrível espiral se instala, com cada excesso alimentar sendo bem aproveitado pelo organismo e cada regime tumultuando um pouco mais seu funcionamento.

Após vários períodos de regimes muito restritivos seguidos de ganho de peso, o corpo não reage mais. Você fica, então, obrigado a restringir permanentemente sua alimentação. A cada excesso os quilos reaparecem, e a obesidade vai se instalando pouco a pouco.

Todas as dietas trazem algum tipo de resultado. Se for mal equilibrada, pode provocar carências nutricionais, cansaço, problemas de saúde e muitas vezes um novo ganho de peso, depois de tudo! Por outro lado, se for bem-feita, não privará o organismo de seus nutrientes essenciais e proporcionará um emagrecimento progressivo e permanente.

Que regime escolher?

Em nossos dias, as opções são vastas. Numerosos regimes surgiram, e alguns tiveram seus dias de glória, como a dieta de Atkins e o regime da sopa. Outros se tornaram verdadeiros métodos: Vigilantes do Peso, a dieta da proteína etc.

- Todos eles são perigosos para a saúde?
- São eficazes a longo prazo?
- Quanto custam?
- A quem se destinam?

- Quais são suas vantagens?
- Como funcionam no dia-a-dia?

Proponho, num primeiro momento, um panorama dos regimes mais populares, detalhando a metodologia de cada um, as vantagens, os eventuais riscos para a saúde, a que pessoas se destina cada um deles etc., para que você não comece uma dieta sem ter informações importantes e para que esteja consciente de tudo que ela implica.

A personalização do regime

Somos todos diferentes, por isso não emagrecemos da mesma forma. Cada pessoa tem seu ritmo de vida, seus gostos e hábitos alimentares. Nossas necessidades nutricionais evoluem no decorrer da vida, e nossa alimentação deve evoluir no mesmo sentido.

A escolha do regime depende igualmente do orçamento, do peso inicial e do tempo de que dispomos para perder os quilos extras. A dieta será tanto mais eficaz quanto mais levar em conta a pessoa que vai segui-la – um adolescente não tem as mesmas necessidades que uma pessoa que beira os 50 anos ou que uma mulher grávida. Assim, é necessário que se proponha um regime para cada um de nós: a criança gordinha, a grávida que engordou além do normal, o solteiro que não sabe cozinhar, o executivo que come fora de casa etc.

Não temos todos a mesma reação diante dos alimentos. Alguns comem exageradamente sem ganhar um só grama, enquanto outros precisam se controlar constantemente para manter o peso estável. Essa desigualdade explica por que regimes tão exaltados pelas revistas funcionam para alguns, mas não para outros. Essa diferença deve ser levada em conta durante a dieta, a fim de que se possam adaptar as quantidades e personalizar melhor os cardápios.

Você encontrará o perfil que mais se aproxima do seu na segunda parte deste livro. Para que o regime não seja sinônimo de frustrações e de uma eterna luta, os conselhos que dou aqui devem se adaptar o mais possível ao seu ritmo de vida, seus hábitos alimentares e seu comportamento diante dos alimentos (se você gosta de beliscar, se é comilão etc.). Exemplos de cardápios e receitas acompanham os conselhos práticos para que você consiga seguir o regime sem sair da linha.

PARTE 1

Saiba tudo sobre os principais regimes

Antes que você se jogue de corpo e alma no regime da moda ou naquele adotado por sua melhor amiga para perder aqueles quilinhos extras, gostaria de apresentar um panorama dos principais regimes que surgiram depois dos anos 50. Você poderá facilmente comparar os princípios, as vantagens e os inconvenientes de cada um, antes de escolher o que melhor se adapta ao seu estilo de vida.

1
A dieta da proteína

Esse regime prevê ingestão exclusiva de proteínas, com supressão quase total de lipídios (gorduras) e glicídios (açúcares).

Habitualmente, para funcionar, nosso organismo precisa de:

- proteínas para a manutenção dos músculos;
- glicídios como fonte de energia;
- lipídios para o bom funcionamento das células.

Como na dieta da proteína a pessoa ingere unicamente proteínas, o organismo terá que utilizar as reservas de gordura para fabricar energia. O organismo não pode utilizar as proteínas como combustível para funcionar, por isso tem que fabricar glicídios a partir dos lipídios em reserva – é o que chamamos de neoglicogênese. Durante esse processo, produzem-se compostos especiais, os corpos cetônicos – é a cetogênese.

A ingestão elevada de proteínas permite manter a massa muscular, que é freqüentemente alterada no decurso de certos regimes, mais tradicionais. As proteínas são obtidas unicamente de sachês vendidos em farmácias ou lojas especializadas. A produção de corpos cetônicos pelo organismo diminui a sensação de fome e cansaço, pois essas substâncias têm efeito anorexígeno (ou seja, provocam perda de apetite) e estimulante.

Origem

A dieta da proteína data dos anos 60, quando foi desenvolvida pelo dr. Blackburn, nos Estados Unidos. Originalmente se dirigia a pessoas obesas que tinham que perder peso rapidamente por razões médicas. Hoje, tornou-se um dos clássicos, recomendado por muitos médicos para pessoas obesas ou simplesmente com sobrepeso.

A quem se destina?

Originalmente, esse regime se destinava aos obesos graves (com IMC superior a 35). O paciente seguia a dieta no hospital, sob vigilância médica. Hoje, pode ser indicado para casos simples de sobrepeso e é praticado em casa, com acompanhamento médico regular. Entretanto, alguns médicos e nutricionistas continuam recomendando que a dieta da proteína seja restrita a pacientes com índice de massa corporal superior a 35.

Essa dieta não deve ser seguida por pessoas portadoras de diabetes, insuficiência renal, problemas cardíacos ou hepáticos. Não convém também a crianças e adolescentes, cujas necessidades nutricionais são específicas. É igualmente desaconselhada durante a gravidez ou a amamentação e a pessoas com antecedentes depressivos.

Esse regime não deve de forma alguma ser iniciado por conta própria – um *check-up* e acompanhamento médico são indispensáveis. Você deverá consultar um profissional, que vai pedir os exames necessários e guiá-lo para que você trilhe com sucesso o caminho do regime.

A dieta da proteína tampouco deve ser seguida por um período muito longo – dois meses no máximo em caso de obesidade grave, e de uma a duas semanas em caso de sobrepeso –, sob pena de riscos reais para a saúde.

Na prática

Na primeira consulta, o médico pedirá um *check-up*: exames de sangue, eletrocardiograma e outros que ele julgar necessários. Esse *check-up* é imprescindível antes de começar a dieta da proteína, que é incompatível com certas patologias.

O acompanhamento médico deve ser regular, pois nas consultas será verificado o bom desenvolvimento do regime e a possível ocorrência de efeitos adversos.

A dieta da proteína se desenvolve em várias fases.

Fase 1: Dieta da proteína ativa

Nessa primeira fase, você se alimentará exclusivamente de sachês de proteína em pó diluídos em água (cinco sachês por dia em média, às vezes um pouco mais) e verduras e legumes que contenham pouca quantidade de glicídios, levemente temperados com azeite ou óleo de canola.

Essa fase, muito rigorosa, permite uma perda considerável de peso. Dura de uma a duas semanas, às vezes mais, de acordo com o peso da pessoa. Não é permitido nenhum outro alimento, sob pena de o regime não funcionar.

A ingestão calórica é muito baixa, menos de seiscentas calorias por dia, mas a sensação de fome desaparece rapidamente (ao final do segundo ou terceiro dia), graças à produção de corpos cetônicos.

Um dia típico da dieta da proteína	
Café-da-manhã	Chá ou café sem açúcar 1 sachê de proteína
Lanche da manhã	1 sachê de proteína
Almoço	Hortaliças com baixo teor de glicídios + 1 colher de azeite ou óleo de canola 1 sachê de proteína

Lanche da tarde	1 sachê de proteína
Jantar	1 porção de sopa de legumes sem gordura (feita com os legumes permitidos) 1 sachê de proteína

Eis ao que estará reduzida sua alimentação durante uma a duas semanas!

A ingestão de água deve ser de 1,5 a dois litros por dia, para permitir que sejam eliminados os resíduos produzidos pelo organismo durante a dieta. O consumo de hortaliças é indispensável para manter a ingestão de vitaminas, minerais e fibras. Uma complementação vitamínica, com complexos de vitaminas e minerais, comprimidos de cálcio, sais e potássio, geralmente é indicada pelo médico.

Fase 2: Reintrodução progressiva de glicídios

Nessa fase, o consumo de certas frutas é autorizado, e a lista de hortaliças se amplia. O consumo de proteínas continua alto: quatro sachês por dia. Mais tarde serão reintroduzidas as "proteínas naturais", na forma de uma porção de carne magra ou de peixe em uma das refeições.

Fase 3: Estabilização

Reintrodução progressiva dos glicídios complexos: pães, massas, batata etc., em quantidade controlada, mantendo uma boa ingestão de proteína por meio dos sachês e do consumo de carne, peixe, ovos e laticínios com 0% de gordura.

Fase 4: Equilíbrio alimentar

Essa fase permite adotar novos hábitos alimentares. Ela é indispensável para estabilizar o peso e evitar o efeito sanfona, que ocorre freqüentemente quando o regime é interrompido. Os sachês de proteína são integralmente substituídos por alimentos ricos em proteínas, e o paciente deve adquirir bons hábitos: equilibrar as refeições, administrar os deslizes, para conseguir manter o peso.

De acordo com o paciente, as diferentes fases têm duração diversa, com a reintrodução mais ou menos rápida de frutas, laticínios, carnes, tubérculos e cereais (arroz, feijão, milho, trigo etc.).

Os sachês de proteína

Os sachês de proteína foram especialmente concebidos para essa dieta. Não se deve confundi-los com os substitutos de refeições hiperproteinados vendidos muitas vezes sob a forma de pó a ser dissolvido e igualmente apresentados na forma de sachês. Os sachês da dieta da proteína têm diversos sabores (salgados ou doces) e se diluem em água (ou eventualmente em leite desnatado). O resultado é uma bebida líquida ou cremosa.

Contêm de 70% a 80% de proteínas (originárias do leite ou da soja) e são enriquecidos com vitaminas, minerais e aminoácidos essenciais, o que permite obter proteínas de excelente qualidade. Com vinte gramas de proteína por sachê, as necessidades do organismo estão garantidas, assegurando assim proteção contra perda muscular.

Encontram-se também sachês para preparar alguns pratos, como crepes, bolos, omeletes etc., que têm alto teor de proteína. Alguns desses produtos não podem ser introduzidos nas fases 1 e 2, pois contêm glicídios.

Outros produtos, tais como massas hiperproteinadas e barrinhas doces hiperproteinadas, surgiram para ampliar a gama de opções dessa dieta. Também são introduzidos a partir da terceira fase do regime.

Custos

Esse método é um dos mais caros. Os sachês de proteína têm um preço alto – é preciso gastar até 250 reais por semana (para cinco sachês por dia). Os alimentos hiperproteinados, como as massas e as barrinhas doces, também têm um preço elevado.

O médico vai receitar complementos alimentares: complexos de vitaminas, comprimidos de sais, cálcio e potássio, que terão também um custo. Se você tiver um plano de saúde, os exames solicitados e as consultas médicas não terão custo direto.

Vantagens

- A primeira vantagem é certamente o emagrecimento rápido e considerável (se o regime for seguido rigorosamente), o que dá bastante motivação. A perda de peso é normalmente de três a cinco quilos na primeira semana e de dois a três quilos na segunda. Além disso, o emagrecimento se dá principalmente na massa gordurosa, pois a massa muscular está protegida pela ingestão substancial de proteínas alimentares.
- A segunda vantagem é a ausência de sensação de fome, graças à produção de corpos cetônicos pelo organismo. O efeito anorexígeno é sentido rapidamente após o início do regime.
- A sensação de cansaço, muitas vezes presente quando se faz uma dieta de emagrecimento, não é sentida neste método, pois os corpos cetônicos têm também efeito estimulante e podem até mesmo provocar euforia.
- A composição e os sabores dos sachês evoluíram bastante. Hoje é possível encontrar grande variedade de sachês, o que permite diversificação ao longo do dia. Existem ainda massas hiperproteinadas, preparados para fazer bolos e outros preparados sólidos hiperproteinados, que podem ser utilizados a partir da terceira fase do regime.
- A perda de peso rápida e considerável é acompanhada de melhora dos parâmetros sanguíneos (diminuição da taxa de colesterol) e da pressão arterial.

- As proteínas contidas nos sachês são de excelente qualidade e contêm todos os aminoácidos indispensáveis ao organismo.
- Durante a dieta da proteína, o indivíduo não tem o problema da escolha de alimentos. Ele não precisa pensar, basta seguir o protocolo, relativamente simples: não é preciso pesar os alimentos, fazer compras, preparar refeições complicadas etc.

Efeitos adversos e inconvenientes

- Perturbações digestivas: náuseas e vômitos devem servir de alerta e levar à suspensão imediata do regime. A constipação é freqüente (por falta de fibras, ausência de amido e diminuição do bolo alimentar), mas não exige suspensão da dieta – trata-se simplesmente de ausência de fezes.
- Cólicas noturnas ou fraqueza muscular podem aparecer por falta de potássio. Uma complementação mineral deve evitar esse problema.
- Mau hálito é freqüentemente constatado, devido aos corpos cetônicos que circulam no organismo.
- Outros efeitos adversos foram observados em algumas pessoas: queda de cabelos por falta de zinco, vertigem, perturbações menstruais, cefaléia, hipotensão.
- O preço é o maior inconveniente desse método. É preciso prever um bom orçamento, pois os sachês de proteína custam caro: 50 reais em média para sete sachês. Os complementos receitados pelo médico (de vitaminas e minerais) também ficam a seu encargo.
- A ausência de vida social também deve ser levada em conta antes de se iniciar a dieta da proteína – esse regime não permite nenhum desvio, sobretudo durante as duas primeiras fases, então você se verá obrigado a fazer suas "refeições" em casa.

- A textura e o gosto dos sachês são bem particulares. Alguns deles, depois de diluídos, formam uma espécie de mingau nada apetitoso. Da mesma forma, o sabor dos preparados não agrada a todos – os doces, como os de chocolate, contêm adoçante em grande quantidade, com um amargor bastante pronunciado.
- Esse regime é monótono e muito rigoroso. É preciso se ater às regras, e nenhuma escapada é permitida.
- O indivíduo se mantém passivo durante o regime – a dieta da proteína não o ensina a ser autônomo em sua alimentação. Ele luta contra os quilos em excesso, mas não busca compreender as causas do ganho de peso.
- A frustração a que esse regime induz pode trazer diversas conseqüências. A pessoa corre o risco de, assim que interromper a dieta, atacar os alimentos dos quais se viu privada durante várias semanas, com riscos evidentes de ganho de peso. Reais perturbações do comportamento alimentar podem ser induzidas por regimes tão restritivos.
- Trata-se de uma dieta completamente desequilibrada (por causa da ausência de glicídios), em que certos nutrientes indispensáveis ao organismo são ingeridos apenas em pílulas. Pode-se falar realmente de alimentação? Onde está o prazer de comer?
- A severa restrição calórica imposta durante o regime obriga o organismo a reduzir seus gastos e, portanto, seu metabolismo basal. Quando o regime for interrompido, as necessidades do organismo para funcionar serão mais baixas, porém a ingestão de alimentos energéticos mais elevada, o que conduzirá à retomada de peso com maior facilidade.
- Quando o regime for interrompido, o risco de voltar a ganhar peso é alto. Embora o emagrecimento seja considerável a curto prazo, é bem diferente o que ocorre a médio ou a longo prazo – em 80% dos casos, a retomada de peso é efetiva nos doze meses seguintes. Adotar bons hábitos alimentares é imprescindível, com

uma fase de estabilização de várias semanas. Quanto maior e mais rápido for o emagrecimento, maior será a retomada de peso quando o regime for interrompido.

A opinião do médico

A opinião do endocrinologista:* "Esse regime deve ser utilizado somente quando houver justificativa médica para um emagrecimento rápido. Deve ser seguido por um curto período e sob estrita vigilância".

A opinião do nefrologista:** "Se esse regime se estender por um longo período ou for repetido diversas vezes, a ingestão considerável de proteína pode aumentar a produção de ácido úrico e acarretar envelhecimento prematuro dos rins. Pode ainda favorecer a formação de cálculos renais (com depósito de oxalatos de cálcio). Essa dieta deve ser praticada apenas caso seja necessário um emagrecimento rápido. Deve ser realizada por um curto período e sob acompanhamento médico clínico e biológico".

Minha opinião de nutricionista

Essa dieta é muito atrativa, pois permite uma rápida e considerável perda de peso. É o que a maioria das pessoas deseja: perder bem depressa os quilos a mais! Entretanto, é preciso julgar a eficácia de um regime a longo prazo. Embora esse método seja espetacular nas primeiras semanas, a retomada de peso é efetiva em 80% dos casos ao longo do ano seguinte ao regime!

---

* As opiniões do endocrinologista são dadas pelos doutores Richard Combes, Véronique Di Costanzo e Guy Fontaine, do Serviço de Endocrinologia e Diabetologia do Hospital Chalucet, em Toulon, na França.

** A opinião do nefrologista é dada pelo doutor Christian Wolf, chefe do Serviço de Nefrologia do Hospital Font-Pré, em Toulon, na França.

A dieta da proteína não é inofensiva – os efeitos adversos são bastante numerosos, e os riscos para a saúde, reais. O metabolismo basal é reduzido, e a estabilização só é alcançada com esforços constantes. Se forem repetidas, as escapadas têm graves conseqüências para a silhueta. Esse regime, que antigamente era reservado aos casos de obesidade grave e realizado em ambiente hospitalar, é atualmente receitado para simples casos de sobrepeso. Não teria esse método se tornado um ganha-pão para um bom número daqueles que o prescrevem?

Os sachês de proteína são vendidos livremente na Internet, e cada vez mais em farmácias, sem receita médica, sem exames prévios de saúde e sem conselhos para estabilizar o peso.

É preciso avaliar bem os prós e os contras antes de optar pela dieta da proteína e compará-la com outros métodos, talvez menos radicais, mas mais eficazes a longo prazo.

A DIETA DA PROTEÍNA

- ✓ Origem: anos 60, Estados Unidos, dr. Blackburn
- ✓ Método: sachês de proteína
- ✓ A quem se destina: principalmente a pessoas portadoras de obesidade
- ✓ Duração: de uma semana a dois meses
- ✓ Custo: alto
- ✓ É bom saber: acompanhamento médico obrigatório

2
A dieta de Atkins

Essa dieta, inspirada na da proteína, exclui todas as fontes de glicídios da alimentação. Segundo o dr. Atkins, os glicídios são responsáveis pelo acúmulo de gordura no organismo e, portanto, pelo ganho de peso. Ele acreditava que uma alimentação sem nenhum glicídio é a solução ideal para emagrecer. Se todos os glicídios forem banidos da alimentação, as gorduras e as proteínas podem ser consumidas livremente – não há nenhuma restrição em relação a alimentos gordurosos, embutidos, carnes e queijos.

À primeira vista, trata-se realmente de um conceito revolucionário. A ingestão energética não é diminuída nem controlada. Você pode comer à vontade, sem precisar contar os alimentos permitidos.

O método promete um emagrecimento espetacular: de dois a quatro quilos por semana. A não-ingestão de glicídios obriga o organismo a utilizar as reservas de gordura para produzir energia. O organismo não pode utilizar nem as proteínas nem os lipídios como combustível para funcionar, assim ele tem que fabricar glicídios a partir dessas duas substâncias. Durante esse processo, o organismo produz compostos particulares, os corpos cetônicos.

O dr. Atkins recomendava a seus pacientes que controlassem a presença dos corpos cetônicos na urina – sinal de que o regime está caminhando bem.

Origem

O dr. Robert Atkins, cardiologista norte-americano, deixou de lado sua especialidade e propôs nos anos 70 um método quase milagroso para emagrecer. Foram vendidos milhões de exemplares de seu livro, *A dieta revolucionária do dr. Atkins*, no mundo todo, e o regime tem até hoje inúmeros adeptos.

Rapidamente, essa dieta passou a ser considerada uma aberração. Os nutricionistas se revoltaram e o escândalo estourou – o regime, rico em gorduras, começou a ser acusado de aumentar o colesterol e favorecer o surgimento de doenças cardiovasculares. Algumas pessoas o comparam a um verdadeiro "passaporte para o infarto".

Nos últimos anos, o regime do dr. Atkins voltou à moda graças a algumas celebridades que o testaram com sucesso: Geri Halliwell (ex-Spice Girls), Jennifer Aniston etc., veiculando assim uma imagem mais moderna do método.

A quem se destina?

Talvez seja melhor começar dizendo a quem esse regime *não* se destina: às crianças e adolescentes, às mulheres grávidas ou que estão amamentando, aos diabéticos, a quem tem colesterol alto, gota, hipertensão, insuficiência renal ou cardíaca.

Caso você escolha fazer esse regime, deve, portanto, gozar de perfeita saúde e, sobretudo, estar consciente dos riscos que ele implica se for seguido por tempo prolongado sem acompanhamento médico.

Além disso, se você não consegue ficar mais de 48 horas sem frutas e derivados do leite, ou se não é capaz de comer queijo sem pão, esse regime não foi feito para você. Seguir as recomendações à risca é indispensável para que a dieta de Atkins tenha sucesso.

O inimigo nº 1: os glicídios

Os glicídios são acusados de favorecer o acúmulo de gordura, pois seu consumo induz a secreção de insulina, hormônio pancreático envolvido na utilização da glicose e na transformação desta em gorduras armazenadas no tecido adiposo.

Nessa dieta, os glicídios simples e complexos são excluídos da alimentação, o que elimina:

- açúcar e doces em geral: geléia, mel, balas, chicletes, chocolate, refrigerantes etc.;
- pão e similares: bolachas, torradas, croissants etc.;
- cereais: massas, arroz, milho, sêmola, trigo, farinhas, cereais matinais etc.;
- grãos e batata;
- todas as frutas e sucos de frutas;
- leite e seus derivados que contenham lactose (açúcar do leite);
- hortaliças que contenham mais de 10% de glicídios;
- bebidas alcoólicas;
- pratos prontos que contenham glicídios: pizza, hambúrguer, lasanha, almôndegas, sopas etc.

Na prática

Se todos os alimentos que contêm glicídios são excluídos, são autorizados aqueles que contêm unicamente proteínas e/ou gorduras:

- todas as carnes e embutidos;
- todos os peixes (exceto empanados) e frutos do mar;
- ovos;
- gorduras: manteiga, óleo, creme de leite, maionese;

- queijos (exceto os que contenham glicídios, como aqueles com baixo teor de gordura);
- hortaliças pobres em glicídios (máximo de cinqüenta gramas por refeição);
- ervas aromáticas;
- água com ou sem gás ou aromatizada (sem açúcar);
- bebidas sem açúcar: café, chá, infusões etc.

Um dia típico da dieta de Atkins		
Café-da-manhã	**Almoço**	**Jantar**
Café preto sem açúcar Ovo mole na casca Presunto Queijo prato	Camarões com maionese Salsichão Salada de folhas Queijo gorgonzola	Rabanete na manteiga Salmão Queijo camembert Chá sem açúcar

As quantidades não são limitadas (exceto para as hortaliças). Você pode comer até ficar saciado, mas nada de acompanhar o queijo com pão tampouco o salsichão com batatas!

As hortaliças não devem ultrapassar cinqüenta gramas por refeição, portanto é preferível escolher verduras e legumes crus, mais volumosos que os cozidos – alface, rúcula, endívia, repolho, aipo, pepino, abobrinha etc. Se você optar por consumir os legumes cozidos, poderá ficar frustrado pela quantidade ínfima representada por cinqüenta gramas.

Além dessas refeições, você pode comer alguma coisa pela manhã e no meio da tarde. Os alimentos autorizados são: chá ou café sem açúcar, queijo, bacon, presunto cru etc.

No começo do regime, a quantidade de glicídios não deve ultrapassar vinte gramas por dia, para possibilitar o emagrecimento rápido. Assim que a perda de peso começar, o programa permite ampliar essa quantidade. A partir da segunda fase da dieta, alguns gramas suplementares de glicídio são autorizados, o que corresponde à reintrodução de hortaliças mais ricas em glicídios, frutas pouco açucaradas e derivados do leite em quantidade controlada.

Custos

A dieta de Atkins é financeiramente acessível. É preciso encher a geladeira de carne, peixe, embutidos e queijos, que custam relativamente caro de acordo com o que você escolher, mas, ao mesmo tempo, haverá economia nas frutas e legumes.

O dr. Atkins recomendava a utilização de complexos vitamínicos e minerais: potássio, sódio, cálcio, vitamina C, vitaminas do grupo B etc., e aconselhava consumir o dobro da dosagem habitual. É preciso, portanto, acrescentar o preço desses suplementos ao custo do regime.

Vantagens

- Quando seguida à risca, a dieta de Atkins é eficaz em curto prazo – a perda de peso é de dois a quatro quilos por semana. Esse regime responde, portanto, à demanda atual: perder muito peso em pouco tempo.
- O método é muito fácil de ser compreendido e seguido no cotidiano. Não é preciso ficar horas preparando cardápios elaborados e receitas complicadas.
- A produção de corpos cetônicos permite reduzir rapidamente a sensação de fome, por seu efeito anorexígeno. Esses compostos têm ainda efeito energético e estimulante, evitando assim as crises depressivas, freqüentes quando se segue um regime restritivo.
- O fato de ser uma dieta rica em proteínas provoca também considerável efeito de saciedade.

- Os alimentos permitidos podem ser consumidos à vontade, o que evita certa frustração por parte de quem faz o regime. Não é preciso pesar os alimentos (exceto as hortaliças) nem medir a gordura para o cozimento ou o tempero.
- Torna-se possível comer em restaurantes, desde que as mesmas recomendações sejam seguidas – nada de tubérculos, grãos, pães, frutas, álcool etc.

Efeitos adversos e inconvenientes

- O método é eficaz em curto prazo. Assim que o regime é interrompido, a retomada de peso costuma ser rápida, e freqüentemente há um ganho de dois ou três quilos em relação ao peso inicial.
- Esse regime é completamente desequilibrado – tem muita carência de vitaminas, magnésio e fibras.
- Ainda que os alimentos permitidos possam ser consumidos à vontade, as restrições são inúmeras. Você não pode comer queijo com pão nem acompanhar a carne ou o peixe de massas, arroz ou batatas.
- O café-da-manhã não tem nada parecido com o que costumamos comer: pães, torradas, leite, sucos, geléias – estão todos banidos!
- Nenhuma escapada é permitida. Qualquer transgressão compromete o princípio da dieta e a perda de peso não é mais possível.
- Esse regime é monótono, pois a lista de alimentos permitidos é reduzida.
- O programa não inclui aprendizado nutricional. O indivíduo segue o método sem aprender a estabilizar seu peso após o emagrecimento. Pior ainda: o dr. Atkins sugeria que essa dieta deve ser adotada por toda a vida, pois, segundo ele, trata-se de uma alimentação totalmente sadia e equilibrada.
- A noção de prazer desaparece. Qual é a vantagem de comer maionese às colheradas ou queijo sem pão?

- As refeições feitas fora de casa são possíveis, mas difíceis.
- Essa alimentação favorece o aumento das taxas de colesterol, o que eleva de forma considerável os riscos coronários.
- São freqüentes problemas de constipação, por insuficiência de fibras alimentares (falta de frutas e legumes).
- Também ocorrem problemas de diarréia. Nesse caso, aconselha-se fortemente a interrupção imediata do regime.
- Há ainda outros problemas associados a essa dieta: dor de cabeça, fraqueza muscular etc.
- Os corpos cetônicos produzidos pelo organismo dão ao hálito um odor particularmente desagradável. Recomenda-se o consumo de chicletes sem açúcar.
- Esse programa alimentar pode gerar inúmeros problemas de saúde se for seguido por um período prolongado: doenças cardiovasculares, hipertensão, gota, cálculo renal, cansaço crônico relacionado a carências vitamínicas etc.

A opinião do endocrinologista

"O emagrecimento é muito rápido, mas as conseqüências a longo prazo da ingestão excessiva de lipídios não são conhecidas. Esse regime representa, portanto, um perigo potencial para a saúde."

Minha opinião de nutricionista

Esse regime é, na minha opinião, um dos mais perigosos. Seguido por um longo período e sem acompanhamento médico, pode gerar graves problemas de saúde. É completamente desequilibrado em termos nutricionais e não leva em conta o modo de vida das pessoas, nem seus gostos particulares. É por essa razão que, a longo prazo, está fadado ao fracasso.

Nos últimos anos, a dieta de Atkins voltou à moda graças a algumas celebridades que emagreceram seguindo esse método. Essas pessoas dão ao programa uma imagem mais moderna e de "tendência", o que é particularmente inquietante – essas celebridades servem de modelo para inúmeros jovens, que se espelham nelas.

A DIETA DE ATKINS

- ✓ Origem: anos 70, Estados Unidos, dr. Robert Atkins
- ✓ Método: supressão dos glicídios simples e complexos, para que o organismo utilize sua reserva de gordura
- ✓ A quem se destina: somente para quem goza de perfeita saúde
- ✓ Duração: resultados a partir da primeira semana
- ✓ Custo: acessível
- ✓ É bom saber: riscos à saúde se for seguido por longo período

3
Vigilantes do Peso

Vigilantes do Peso é uma empresa norte-americana cujo método associa dieta hipocalórica a dinâmica de grupo. O programa alimentar proposto tem o objetivo de ajudar as pessoas a encontrar (ou reencontrar) as bases de uma alimentação sadia e equilibrada. Tem como fundamento os seguintes valores: equilíbrio alimentar, pedagogia, apoio e... prazer de comer!

Os regimes sugeridos propõem por volta de 1.200 calorias para mulheres e 1.400 calorias para homens, o que significa uma restrição calórica relativamente importante. Procede-se a equivalências alimentares para variar os cardápios, conservando ao mesmo tempo um bom equilíbrio nutricional.

Há alguns anos, esse programa hipocalórico tem uma unidade de base, o ponto, calculado em função das calorias, fibras e lipídios a cada cem gramas de alimento.

Para cada pessoa atribui-se certo número de pontos que podem ser consumidos em um dia, calculado em função de diferentes parâmetros: sexo, peso e atividade física. A maioria das pessoas pode consumir entre 20 e 22 pontos por dia.

Origem

Nos anos 60, após ter tido a idéia de reunir algumas amigas que queriam perder peso, a nova-iorquina Jean Nidetch percebeu o interesse do grupo por um programa de emagrecimento. Assim nasceu o Vigilantes do Peso, que já em 1963 se tornou uma empresa.

Essa organização está presente em diversos países, nos quais os cardápios são adaptados em função dos hábitos alimentares da população. Há um serviço por correspondência chamado Vigilantes do Peso em Casa e outro desenvolvido em empresas, chamado Vigilantes do Peso at Work.

A quem se destina?

Esse programa se destina, sobretudo, às pessoas obesas que necessitam de apoio para conseguir não somente perder o excesso de peso, mas também manter o emagrecimento.

O Vigilantes do Peso impõe certas condições para que se possa aderir ao programa: é preciso ter mais de 10 anos, ter IMC superior a 21 (veja o cálculo na Introdução, na página 11), não estar grávida e não ter diagnóstico de anorexia nervosa ou bulimia. Crianças e adolescentes de 10 a 17 anos podem seguir o programa desde que tenham autorização médica. É preciso ter disponibilidade para freqüentar as reuniões. Exigem-se assiduidade e participação ativa.

Os diferentes métodos

As reuniões

Existem aproximadamente 380 centros do Vigilantes do Peso espalhados pelo Brasil. As reuniões acontecem uma vez por semana, durante as quais o método é explicado e as dificuldades encontradas podem ser discutidas pelos participantes. As trocas entre as pessoas permitem o enriquecimento dos conhecimentos sobre equilíbrio alimentar e maior motivação para dar continuidade à dieta. Quem está desmotivado encontra nas reuniões força para prosseguir, e os motivados encorajam o grupo.

As reuniões começam com um ritual: a pesagem. Todos os participantes passam pela balança, e a perda de peso é anunciada em voz alta ao restante do grupo. O peso da pessoa permanece, entretanto, confidencial. Ele é simplesmente anotado num boletim, que deve ser levado a todas as reuniões. A seguir um tema é abordado em uma palestra – equilíbrio alimentar, falta de motivação, exercícios físicos, administrando as festas etc.

Todos os participantes têm o mesmo problema – excesso de peso – e o mesmo objetivo – perder os quilos a mais. O grupo cria uma dinâmica que motiva a cada semana as pessoas que estão em dieta. Aqueles que atingiram seus objetivos partilham suas experiências com os recém-chegados. Estes se identificam com os antigos, encontram um modelo, um padrinho, e provam que também podem atingir o peso ideal.

O sistema por correspondência

Para quem não pode se locomover ou não consegue participar das reuniões por incompatibilidade de horário, o Vigilantes do Peso propõe uma solução: Vigilantes do Peso em Casa.

Você recebe pelo correio os livretos para seguir o método e tem assistência de uma orientadora por *e-mail* durante seis meses. Para encomendar o *kit*, basta entrar em contato pelo *site* <www.vigilantesdopeso.com.br> ou pelo telefone 0800-7266167.

As reuniões em empresas

O programa também oferece o sistema Vigilantes do Peso at Work, que leva as reuniões a empresas cujos funcionários precisem perder peso. A orientadora desenvolve ali, semanalmente, palestras com o mesmo conteúdo das reuniões regulares.

As orientadoras

As orientadoras das reuniões não são nem nutricionistas nem psicólogas. São pessoas que estiveram acima do peso, emagreceram graças ao método e a seguir receberam uma formação. Elas têm, portanto, experiência com o programa e vontade de transmitir o que aprenderam aos que vão começar. Conhecem bem as dificuldades do regime e os problemas que devem ser enfrentados pelos obesos – dificuldade de integração social, dificuldades de ordem psicológica etc.

As orientadoras recebem formação contínua interna durante todo o período em que exercem suas atividades no Vigilantes do Peso. Ensinam aos participantes as bases de uma alimentação variada e equilibrada, na qual a ingestão de gorduras é reduzida – ali, nada é proibido, tudo é limitado.

Os pontos

Cada alimento ou prato tem certo número de pontos, calculado em função de seu valor energético, seu teor de gordura e de fibras. Eis alguns exemplos:

1 cheeseburger	7 pontos
1 porção de lasanha com carne	6 pontos
10 unidades de batata frita em casa	5 pontos
1 porção de massa sem molho	3 pontos
30 g de queijo duro ou semiduro	3 pontos
1 filé de carne vermelha magra	3 pontos
½ xícara (chá) de carne moída	4 pontos
1 filé de frango sem pele	3 pontos
1 ovo	2 pontos
1 pão francês	3 pontos
1 torrada	3 pontos
½ xícara (chá) de arroz cozido	2 pontos
½ xícara (chá) de feijão cozido	2 pontos
1 colher (sopa) de maionese	3 pontos

1 colher (sopa) de maionese light	1,5 ponto
1 pote de iogurte integral com sabor	2 pontos
1 pote de iogurte desnatado com sabor	1 ponto
1 fatia de presunto	3 pontos
1 fatia de peito de peru defumado	1 ponto
1 colher (chá) de azeite ou outro óleo	1 ponto
1 quadradinho (15 g) de chocolate	2 pontos

Quem faz esse regime não deve ultrapassar a cota de pontos diários que lhe for atribuída. A alimentação deve ser constituída de frutas (duas porções ao dia), legumes e verduras (três porções), derivados do leite (duas porções) e gordura (duas porções). Isso permitirá manter o equilíbrio alimentar. Grande parte das frutas e legumes frescos valem 0 ponto, o que estimula as pessoas a consumir esses itens a cada refeição para "forrar o estômago", economizando pontos ao mesmo tempo. Mas não se pode esquecer de contar os pontos do azeite, do creme de leite ou da manteiga que colocamos sobre as verduras e legumes!

Os "pontos flex": todas as pessoas recebem 35 pontos extras por semana, que podem ser utilizados para idas a restaurantes, refeições mais fartas aos fins de semana, festas etc. Esses pontos não são acumuláveis – devem ser utilizados durante a mesma semana.

Os "pontos extras": você pode ganhar pontos fazendo exercícios físicos, o que permite aumentar sua cota diária nos dias em que praticar atividades físicas.

Na prática

Devem ser feitas no mínimo três refeições. Você pode ainda fazer dois lanches leves, por volta das 10 e das 16 horas. O café-da-manhã deve conter um derivado do leite e uma fruta. O almoço e o jantar devem ser completos e conter uma porção de carne ou peixe.

Um dia típico da dieta do Vigilantes do Peso	
Café-da-manhã	120 ml de leite desnatado Chá ou café sem açúcar 2 fatias de pão integral 1 fatia (45 g) de queijo branco
Almoço	Salada de folhas + 1 colher (chá) de azeite + limão + sal Legumes cozidos no vapor 1 contrafilé grelhado ½ xícara de arroz ½ xícara de feijão 1 porção de abacaxi
Lanche da tarde	1 pote de iogurte desnatado
Jantar	1 porção de sopa de legumes (sem batata) 1 coxa de frango assada (sem pele) 1 batata média cozida ou assada
Ceia	1 quadradinho de chocolate

Todos os dias você deverá anotar o que comeu, indicando os pontos correspondentes, no chamado jornal pessoal ou em um caderno.

Custos

Você deve prever um orçamento considerável caso escolha o programa do Vigilantes do Peso. Para o sistema de reuniões, conte em média 45 reais pela adesão e 22 reais por reunião. É possível adquirir pacotes que diminuem um pouco esse custo. Saiba que as reuniões são obrigatórias e você deve pagá-las ainda que falte. É possível assistir a uma reunião para conhecer antes de aderir ao programa.

No sistema por correspondência, o *kit* com doze semanas do programa e seis semanas da fase de manutenção custa 172 reais.

O programa feito no local de trabalho pode, em alguns casos, ser subsidiado pela empresa.

Vantagens

- O Vigilantes do Peso propõe um regime equilibrado. As orientadoras ensinam as bases de uma alimentação sadia, diversificada e pobre em gorduras.
- As palavras-chave são prazer e maleabilidade. Os participantes quase não sentem frustrações alimentares, pois o método ensina a preparar pratos pouco calóricos, mas saborosos. O programa propõe cardápios diferentes a cada dia, para evitar a monotonia.
- O regime proposto é equilibrado, portanto os problemas de carência são raros se você seguir corretamente as recomendações: consumir todos os dias frutas e legumes frescos para ingerir vitaminas, sais minerais e fibras, derivados do leite para o cálcio, carne e peixe para as proteínas etc.
- O método sensibiliza os participantes para a importância da atividade física. Ela é vigorosamente aconselhada, o que constitui um trunfo suplementar para a perda e a estabilização de peso.
- Pode-se comer de tudo na quantidade certa. Se você tiver vontade de comer chocolate, não há problema – coma um quadradinho, conte o número de pontos correspondentes e os desconte do total diário estabelecido para você.
- A dinâmica de grupo apresenta um atrativo incontestável para quem necessita de acompanhamento e apoio.
- Reuniões do Vigilantes do Peso podem ser encontradas em todo o país. Para encontrar uma perto de sua residência, telefone para 0800-7266167 ou acesse o *site* <www.vigilantesdopeso.com.br>.
- Você sempre será ouvido. Pode dialogar com as orientadoras ou com os outros participantes, pessoas que conhecem as dificuldades com as quais você se depara.

- O Vigilantes do Peso coloca à disposição dos candidatos vários livros de receitas (pagos à parte). Você também encontra receitas no *site* da empresa.
- O indivíduo é responsável por administrar sua cota de pontos. Ele deve estabelecer o próprio cardápio, lembrando-se do que aprendeu – equilíbrio alimentar (limitar a gordura, consumir verduras e legumes etc.) –, fazer exercícios físicos e assim por diante. Desse modo, ele passa a adotar um estilo de vida mais saudável, que o ajudará a manter o peso depois que emagrecer.
- O acompanhamento da evolução do emagrecimento e o fato de anunciá-lo ao resto do grupo podem ser considerados fontes de motivação para não ceder a tentações entre as reuniões.
- O método propõe uma fase de manutenção, o que permite limitar a retomada de peso após o emagrecimento.

Inconvenientes

- Não é necessário contar calorias, mas é preciso contar pontos!
- O programa não é acessível a todos os bolsos (veja o item "Custos").
- O método pede assiduidade às reuniões, as quais exigem disponibilidade – há uma reunião por semana, cujo dia e horário você não pode escolher.
- O método nem sempre é simples de ser aplicado. Por exemplo, quando você faz uma refeição fora de casa, é preciso decompor o prato e calcular os pontos.
- O sistema do grupo é uma faca de dois gumes – pode fortalecer e encorajar quando a perda de peso é efetiva, mas, do contrário, pode desencorajar o participante, que pode até mesmo sentir certa culpa e vergonha perante o grupo.
- O programa não leva em conta eventuais patologias associadas à obesidade ou ao sobrepeso, como problemas cardiovasculares, diabetes, hipertensão etc.

- As orientadoras não são nutricionistas. São pessoas que perderam peso com o método e receberam formação em seguida. Mas serão capazes de responder a todas as perguntas de ordem nutricional?

Os produtos Vigilantes do Peso

Você encontrará numerosos acessórios no programa do Vigilantes do Peso: calculadoras de pontos, diversos livros de receitas (atenção: não são gratuitos para quem aderiu ao método) e até mesmo uma revista publicada eventualmente.

A opinião do endocrinologista

"O Vigilantes do Peso propõe um regime hipocalórico bastante equilibrado, à maneira americana: *Business is business*!"

Minha opinião de nutricionista

O Vigilantes do Peso é um método que mostra resultados. Tem muitos adeptos no mundo todo, e o resultado é freqüentemente positivo. Se os participantes conservarem os bons hábitos alimentares após a fase de emagrecimento, têm grande chance de estabilizar o peso a longo prazo. O método, que era rígido, tornou-se mais flexível com o sistema por correspondência. Por meio do sistema de pontos, os indivíduos aprendem a ter uma alimentação mais sadia e menos gordurosa, mas é preciso enxergar além do ponto – esses valores atribuídos devem servir somente para identificar os alimentos "perigosos", e é preciso que se aprenda a comer de forma equilibrada sem contar unicamente com esse método.

É preciso ter em mente que se trata de uma organização norte-americana com tudo que isso implica: negócios, rigor, assiduidade e busca por desempenho.

VIGILANTES DO PESO

- ✓ Origem: anos 60, Estados Unidos, Jean Nidetch
- ✓ Método: escolha dos alimentos de acordo com um sistema de pontos
- ✓ A quem se destina: pessoas com obesidade ou sobrepeso que desejam emagrecer e conseguir manter o novo peso
- ✓ Duração: indeterminada
- ✓ Custo: considerável
- ✓ É bom saber: funciona por meio de reuniões ou por correspondência

4
As dietas das frutas

Trata-se de alimentações à base de frutas. A dieta de Hollywood, a da toranja e a do abacaxi são alguns dos exemplos. O consumo quase exclusivo de frutas dá a impressão de purificar internamente, de eliminar mais facilmente as toxinas e, portanto, de emagrecer.

A dieta de Hollywood, rebatizada de dieta de Beverly Hills, fez grande sucesso nos anos 80. O princípio é muito simples: você consome apenas frutas durante os primeiros dias, sem limite de quantidade. A escolha é livre (somente a banana não é permitida), mas, uma vez escolhida sua fruta, você não poderá consumir outras no mesmo dia. A dieta de Hollywood dura geralmente oito dias. Em seguida você pode reintroduzir carne, hortaliças, tubérculos, cereais, pão em pequenas quantidades etc., continuando a comer frutas entre as refeições. Veja um exemplo:

- 1º dia: melancia à vontade
- 2º dia: pêssego à vontade
- 3º dia: melão à vontade
- 4º dia: pêra à vontade
- 5º dia: nectarina à vontade
- 6º dia: abacaxi à vontade
- 7º dia: papaia à vontade
- 8º dia: melancia à vontade
- 9º dia: ampliação do regime

A dieta da toranja e a do abacaxi têm a mesma base que a de Hollywood. Você pode consumir essas duas frutas à vontade, mas todos os outros alimentos são proibidos. Esses regimes duram menos tempo, em geral de 24 a 48 horas, depois os outros alimentos são reintroduzidos.

A quem se destinam?

Fico tentada a dizer: a ninguém! Regimes como esses, extremamente restritivos, são muito perigosos para a saúde. Desprovidos de proteínas, cálcio, ácidos graxos e sal, podem acarretar graves problemas se forem seguidos por muitos dias consecutivos ou repetidos com freqüência. Esse tipo de alimentação pode ser adotado por um ou dois dias no máximo, para dar início a uma dieta ou após um fim de semana de abuso alimentar.

Frutas purificadoras?

Popularmente, acredita-se que algumas frutas queimam gorduras ou emagrecem. Qual é a verdade? Vamos ver algumas idéias amplamente difundidas que merecem ser esclarecidas:

"Abacaxi queima gordura."
FALSO

O abacaxi costuma ser considerado um alimento emagrecedor por causa das cápsulas de bromelina, substância extraída dessa fruta, que podemos encontrar à venda para facilitar a perda de peso. A bromelina é uma enzima – chamada também de "enzima que come gordura" – produzida por certas plantas, entre elas o abacaxi. Mas é o caule que contém a maior parte da bromelina, e não a fruta. Essa enzima facilita levemente a digestão de proteínas, mas não age de forma alguma sobre as gorduras. Consumir abacaxi não terá, portanto, nenhuma influência sobre a perda de peso. Por outro lado, não se pode esquecer que o abacaxi é bastante rico em glicídio, o que o coloca entre as frutas moderadamente calóricas.

"Toranja derrete gordura."
FALSO

Nenhum estudo conseguiu provar a existência de uma enzima na toranja que derreteria gordura. A acidez natural dessa fruta não tem nenhuma ação sobre nossas células gordurosas. A toranja é simplesmente uma fruta pobre em calorias (30 kcal por 100 g), o que a torna um alimento interessante quando estamos preocupados com a silhueta. Consumida como entrada, sobremesa ou no café-da-manhã, nos beneficia com um coquetel de vitaminas e sais minerais que garante tônus e vitalidade para o dia todo.

"Melancia emagrece."
FALSO

A melancia é uma fruta pouco calórica, que se integra muito bem aos regimes para emagrecer, mas, tal como o abacaxi e a toranja, não possui nenhuma substância capaz de queimar gordura. Rica em água e pouco doce (6,5% de glicídios), ela mata a sede e tem muitas vitaminas.

"Maçã não engorda."
VERDADEIRO E FALSO

A maçã não engorda, mas tampouco emagrece! Tem a vantagem de ser moderadamente calórica (150 g contêm 80 kcal) e, por causa das fibras, dá a sensação de "forrar" o estômago rapidamente. Assim, é bom ter uma maçã no caso de surgir aquele vazio no estômago no final da manhã ou da tarde, para que possamos resolver a situação com uma ingestão energética modesta. Além disso, a maçã exige um trabalho de mastigação maior que a maioria das frutas, o que aumenta a sensação de saciedade.

"Uva emagrece."

FALSO

Há alguns anos, era comum a "monodieta da uva" para purificar o organismo, uma espécie de jejum em que só se admite o consumo de uvas. Essa prática é absolutamente desaconselhada, pois é perigosa para a saúde. Além disso, a uva está entre as frutas mais ricas em glicídios (16%) e se classifica, portanto, entre as mais calóricas. Seus efeitos diuréticos e ligeiramente laxantes não têm nenhuma ação sobre a gordura.

Frutas e mais frutas... mas nada além de frutas?

Você ultrapassou os limites e abusou de coisas gostosas no feriado. Sobe na balança e, para seu desespero, ela acusa dois quilos a mais. Então você decide adotar a "sadia atitude" de fazer uma das dietas das frutas.

Eu lhe recomendo que, no máximo depois de 24 horas, você diversifique sua alimentação, consumindo um pouco de carne branca ou peixe, hortaliças, um pouco de pão e derivados do leite. Se você seguir uma dieta das frutas além desse prazo, estará sujeito a carências alimentares que podem trazer graves conseqüências para a saúde. Acompanhe seu regime de frutas com caldos de legumes para evitar a falta de sal, e escolha uma água mineral rica em cálcio (o teor de cálcio é indicado no rótulo da embalagem).

Qualidades nutricionais das frutas

As frutas são ricas em água, fibras e potássio. Algumas também apresentam grande quantidade de vitamina C, como a goiaba, a acerola e o kiwi. Outras são fonte importante de carotenos (pêssego, melão), que dão um tom dourado à pele quando exposta ao sol. Trazem ainda um pouco de cálcio e magnésio.

As frutas são pobres em proteínas e completamente desprovidas de lipídios (gorduras), mas contêm importantes quantidades de glicídios (açúcares), por isso não se deve abusar delas.

Teor de glicídio e valor energético das frutas		
Fruta	**Teor de glicídios**	**Valor energético (por 100 g)**
Abacaxi	11,6%	52 kcal
Ameixa	12%	52 kcal
Banana	20%	90 kcal
Cereja	15%	68 kcal
Damasco	10%	47 kcal
Kiwi	10%	47 kcal
Laranja	9%	42 kcal
Maçã	12,6%	54 kcal
Manga	13,4%	56 kcal
Melancia	6,5%	30 kcal
Melão	8%	40 kcal
Morango	7%	35 kcal
Toranja	6%	30 kcal
Pêra	12%	50 kcal
Pêssego	10%	41 kcal
Tangerina	10,5%	44 kcal
Uva	16%	72 kcal

Beber ou comer?

É preferível comer uma fruta a tomar seu suco – os sucos contêm muito menos fibras e não têm o mesmo efeito sobre a sensação de saciedade que as frutas mastigadas. Além disso, pode ocorrer um consumo exagerado de suco de frutas.

Com ou sem casca?

Quando possível, não descasque as frutas, pois a casca concentra a maior parte das vitaminas, minerais e fibras. Lave-as muito bem antes de consumi-las e escolha preferencialmente frutas orgânicas, sem aditivos químicos.

Vantagens

- As dietas das frutas são muito fáceis de compreender e de praticar. São realizadas em casa e pode-se facilmente preparar uma refeição para ser levada ao trabalho ou a um piquenique, por exemplo.
- Esses regimes agradam pessoas que gostam de frutas. No verão, são muito mais agradáveis que a dieta da sopa.
- A perda de peso é significativa – você pode "desinchar" rapidamente de acordo com a fruta escolhida. Essas dietas fornecem muita água, potássio e pouco sal, então o efeito diurético é garantido.
- Os tratamentos com frutas fornecem boa quantidade de fibras, o que diminui a constipação, freqüente em períodos de regime.
- As compras são limitadas a frutas, e os cardápios são simplificados ao extremo. A única complicação com a qual você pode se deparar é quanto à escolha da fruta: maçã, abacaxi ou toranja?

Efeitos adversos e inconvenientes

- As dietas das frutas vão contra todas as bases da dietética moderna. Têm muitas carências nutricionais e são perigosas para a saúde se forem seguidas por vários dias consecutivos.
- Esses regimes apresentam carência de proteínas, o que acarreta importante perda muscular. Que fique claro: você emagrece, mas sobretudo em prejuízo de sua massa magra.

- Apresentam também carência de sódio (sal), indispensável à vida, e sua falta pode provocar graves problemas de saúde: hipotensão, desidratação, fraqueza muscular etc. É absolutamente necessário compensar essa falta com comprimidos de sal, caldos salgados ou água mineral que contenha sódio.
- Apresentam ainda carência de gorduras, o que acarreta alguns problemas: secura cutânea, transtornos do sistema nervoso, anomalias nas análises lipídicas etc. Certos ácidos graxos são essenciais, pois não são sintetizados pelo organismo. A ingestão de gorduras é, portanto, indispensável ao bom funcionamento do corpo.
- A ingestão de cálcio é muito deficiente. Se for seguidamente repetido, esse tipo de regime pode acarretar desmineralização óssea por carência de cálcio.
- Como as frutas contêm glicídios em quantidades consideráveis, a perda de peso pode ser mínima se a alimentação for exagerada.
- O consumo exclusivo e considerável de frutas pode acarretar problemas gastrointestinais, como dores, distúrbios no trânsito alimentar, com inchaço provocado por gases, e diarréia.
- Quem faz essa dieta está sujeito a frustrações. Você não tem a quantidade limitada, mas só pode comer uma variedade de fruta por dia e nada mais. A vida social fica difícil.
- As frustrações sentidas durante o regime muito provavelmente acarretarão compensações assim que ele for interrompido, e os quilos perdidos retornarão rapidamente.
- Esse tipo de dieta é bastante monótono. Muitos desistem ao fim das primeiras 24 horas, o que permite evitar as carências decorrentes dessa alimentação.
- O ganho de peso é inevitável assim que se retoma uma alimentação mais equilibrada. O efeito sanfona é enorme, pois o metabolismo basal é reduzido durante o regime.

A opinião do endocrinologista

"As dietas das frutas não apresentam interesse algum."

Minha opinião de nutricionista

Esse tipo de regime está entre os mais extravagantes – é muito desequilibrado, restritivo e apresenta carências. Naturalmente, você não sofrerá os efeitos das carências nutricionais se seguir esse modo de alimentação durante 24 horas no máximo, apenas para compensar os excessos de um fim de semana. Mas, se o repetir freqüentemente, correrá o risco de ter sérios problemas de saúde. Há muitas outras soluções para perder peso sem ter que recorrer a regimes tão restritivos – dietas mais equilibradas, que não deixam a pessoa esfomeada e permitem manter o peso quando forem interrompidas.

AS DIETAS DAS FRUTAS

- ✓ Origem: anos 80, Estados Unidos
- ✓ Método: um tipo de fruta à vontade por dia
- ✓ A quem se destina: pessoas que gozam de excelente saúde
- ✓ Duração: oito dias no máximo
- ✓ Custo: acessível
- ✓ É bom saber: riscos consideráveis para a saúde

5
A dieta da sopa

A dieta da sopa é um programa alimentar de sete dias que promete emagrecimento espetacular. O cardápio inclui uma receita de sopa de repolho que deve ser consumida em todas as refeições: café-da-manhã, almoço e jantar. É um regime que afirma purificar o organismo – o aparelho digestivo ficaria "limpo". A sopa de repolho é chamada também de "queima-gorduras" ou "milagrosa". O autor desse regime garante que, quanto mais sopa você toma, mais perde peso. O restante da alimentação é bem restrito – os cardápios são previstos para cada dia, e a ingestão energética média não ultrapassa mil calorias diárias.

Esse programa promete a perda de cinco a sete quilos em uma semana, razão pela qual quem quer emagrecer rapidamente se interessa tanto por ele.

A receita da sopa de repolho

A "sopa milagrosa" é muito fácil de fazer:

Ingredientes (para uma panela grande)
1 repolho
6 cebolas grandes
2 pimentões
5 cenouras

1 talo de aipo
4 dentes de alho
2 latas de tomate pelado
3 litros de água
3 cubos de caldo de galinha sem gordura
3 cubos de caldo de carne sem gordura
1 ramo de salsinha
Pimenta-do-reino

Descasque as cebolas, as cenouras e os dentes de alho. Abra os pimentões e retire as sementes, os pedúnculos e os filamentos brancos. Retire as folhas de fora do repolho e as extremidades do aipo. Lave todos os legumes, pique-os e coloque-os em uma caçarola com o tomate pelado, a água, o caldo de galinha e de carne e a salsinha. Tempere com a pimenta-do-reino e leve ao fogo. Deixe ferver por dez minutos, abaixe o fogo e deixe cozinhar até que os legumes estejam macios.

Essa sopa deve obrigatoriamente ser tomada a cada refeição – um prato no café-da-manhã, um no almoço e um no jantar. Você não pode acrescentar nem batata nem macarrão. A sopa é feita sem gordura – não coloque manteiga nem óleo.

A quem se destina?

A dieta da sopa se destina unicamente a pessoas com excelente saúde. Quem sofre de diabetes ou de alguma outra doença crônica deve escolher um regime menos restritivo. Grávidas e adolescentes também devem evitar esse programa.

O regime é conveniente para quem gosta de repolho e está suficientemente motivado para seguir as regras do programa. Pese bem os prós e os contras antes de iniciar essa dieta.

Na prática

O consumo da sopa de repolho não é o único imperativo desse regime. O cardápio é completado por alimentos específicos para cada dia:

- 1º dia: sopa + frutas à vontade (as permitidas são maçã, kiwi, caqui, lichia, pêra, abacaxi, pêssego, damasco, laranja, tangerina e toranja)
- 2º dia: sopa + hortaliças preparadas sem gordura (exceto batata, milho, ervilha e grãos)
- 3º dia: sopa + frutas e hortaliças (respeitando as indicações anteriores)
- 4º dia: sopa + banana + leite desnatado (máximo de três bananas e um litro de leite)
- 5º dia: sopa + carne de vaca + tomate (carne feita sem gordura e tomate sem tempero)
- 6º dia: sopa + 150 g de carne de vaca ou de frango sem pele + hortaliças sem tempero
- 7º dia: sopa + arroz integral + hortaliças sem tempero + suco de frutas sem açúcar

Nenhuma refeição deve ser pulada. Você pode comer à vontade a sopa, as hortaliças e as frutas permitidas (nos dias em que estão presentes no cardápio). Bebidas gasosas, doces e alcoólicas são proibidas. Água sem gás, chá e café (sem açúcar nem adoçante) são permitidos.

A sopa de repolho: qual é o segredo?

Esse programa alimentar dá a entender que a sopa de repolho emagrece. Entretanto, nenhum alimento tem a propriedade de emagrecer. Certos alimentos ajudam a eliminar toxinas, outros têm virtudes diuréticas, mas nenhum luta contra as reservas de gordura.

Vários estudos já demonstraram o efeito da sopa contra a fome (não somente da de repolho). Consumida no início da refeição, a sopa dá rapidamente a sensação de saciedade, assim a ingestão alimentar a seguir é espontaneamente reduzida. Esse efeito é acentuado quando a sopa não é passada no liquidificador ou *mixer*.

Não existe um ingrediente milagroso na receita da sopa de repolho, somente legumes com propriedades diuréticas. O repolho, a cenoura, o pimentão, o tomate, o alho e o aipo fornecem fibras, potássio, um pouco de cálcio, vitaminas A e C, oligoelementos etc., mas não queimam gorduras.

O repolho é rico em compostos antioxidantes e anticancerígenos. Foi por muito tempo utilizado por suas virtudes medicinais, antes de se tornar um alimento. Os romanos consumiam repolho para compensar os estragos causados por suas célebres orgias.

Por outro lado, o programa recomenda consumir à vontade a sopa, as hortaliças e as frutas. Esses alimentos têm baixo valor energético e satisfazem rapidamente, enchendo o estômago. A perda de peso está, assim, garantida.

A sopa de repolho não tem nada de milagroso. É o próprio programa que ocasiona o emagrecimento, pois as ingestões diárias não ultrapassam mil calorias. O repolho, por ser rico em fibras e potássio, tem efeito laxativo e diurético, que faz perder cerca de um quilo de água. Além disso, a baixa ingestão de proteínas acarreta definhamento muscular – você pode perder de dois a quatro quilos de massa magra. Dos cinco a sete quilos prometidos, você perde, portanto, de três a cinco quilos de água e músculos, e o resto é de fato gordura.

Vantagens

- A dieta da sopa promete uma perda de cinco a sete quilos na semana. Ainda que se trate em grande parte de água e músculos, a perda de peso é efetiva (o número varia de um indivíduo a outro).

- Esse programa é curto, dura somente uma semana, o que motiva a pessoa a segui-lo até o fim.
- O regime é simples de seguir. Basta programar as compras para o cardápio da semana já estabelecido.
- As quantidades não são limitadas em relação à sopa, às frutas e às hortaliças.

Efeitos adversos e inconvenientes

- Muitas pessoas que seguem a dieta da sopa se queixam de problemas digestivos: dores gástricas e intestinais, inchaço na barriga, flatulência etc. O repolho contém compostos de enxofre, os quais fermentam no intestino e produzem gases, que dão origem a flatulências e inchaços abdominais. Por outro lado, o repolho e os outros legumes da sopa fornecem fibras, que podem irritar a mucosa intestinal e provocar dores e acelerações no trânsito.
- Outros efeitos indesejáveis são relatados: vertigem, dor de cabeça, câibra etc. Esses efeitos são variáveis de um indivíduo a outro.
- Cansaço geral e fraqueza muscular são freqüentemente encontrados e se explicam pela insuficiência de proteínas e glicídios.
- A falta de tubérculos e cereais pode provocar hipoglicemia em pessoas sensíveis.
- Esse regime é completamente desequilibrado e apresenta carência de proteínas, cálcio, ferro e vitaminas lipossolúveis. Ao final da semana, ainda que o organismo esteja realmente "purificado", estará certamente esvaziado de toda energia.
- A insuficiência protéica acarreta perda muscular considerável. Porém, o importante numa dieta é tentar sempre manter a massa magra – o essencial é perder gordura, e não músculo.
- É freqüente a retomada de peso assim que o regime é interrompido, por diversas razões: o indivíduo compensa as frustrações

acumuladas durante a dieta e começa a comer tudo que vê pela frente; a restrição calórica obriga o organismo a reduzir o metabolismo basal; quando o regime é interrompido, as necessidades do organismo para funcionar são menores, e as ingestões energéticas mais elevadas, o que provoca o ganho de peso com mais facilidade.

- Não há nenhum conselho previsto para a estabilização do peso. O indivíduo permanece passivo durante todo o processo. Ele não adquire nenhuma noção de equilíbrio alimentar e não busca compreender o que induziu seu ganho de peso.
- A sopa de repolho, que deve ser consumida de manhã, no almoço e no jantar, enjoa rapidamente. O programa não dá margem a nenhum desvio, e até os legumes são consumidos sem tempero.
- Sopa no café-da-manhã, legumes fervidos ou no vapor, leite desnatado e arroz integral sem tempero... As refeições correm o risco de se tornar particularmente maçantes.

A opinião do endocrinologista

"Esse regime parece folclore. Melhor esquecê-lo."

Minha opinião de nutricionista

Se é bem verdade que a dieta da sopa funciona, pois realmente emagrece, será interessante que essa perda seja, na grande maioria, constituída de água e músculos?

A sopa "queima-gorduras" não é tão milagrosa quanto parece. Os riscos para a saúde são reais, e o efeito sanfona é certo na maioria dos casos. Consumida de manhã, ao meio-dia e à noite, a sopa de repolho corre o risco de se tornar a "sopa do horror".

A DIETA DA SOPA

✓ Origem: anos 90
✓ Método: sopa de repolho em todas as refeições; certas hortaliças e frutas são permitidas
✓ A quem se destina: pessoas com excelente saúde
✓ Duração: sete dias
✓ Custo: acessível
✓ É bom saber: programa severo

6
Os substitutos de refeição

Como o próprio nome indica, o substituto de refeição é feito para substituir uma ou mais refeições do dia. É um produto completo, hipocalórico, rico em proteínas, equilibrado em vitaminas e minerais necessários ao bom funcionamento do organismo. Prático, apresenta-se em diferentes formas: barrinhas, bebidas prontas, shakes a ser preparados, cremes e sopas.

O substituto de refeição promete um emagrecimento notável, conservando a massa e o tônus muscular. Esse mercado está em plena expansão, e esses produtos são encontrados tanto nos grandes supermercados quanto em farmácias e lojas especializadas.

Não se devem confundir os substitutos de refeição com os sachês utilizados na dieta da proteína. Os substitutos de refeição são produtos completos, que contêm proteínas, mas também glicídios e gorduras, ao passo que os sachês não contêm nem gorduras nem glicídios.

Os diferentes substitutos de refeição

Existem diferentes formas de substitutos de refeição. A gama se ampliou para satisfazer todos os consumidores potenciais. Podemos encontrar:

- Barras doces (biscoitos cobertos de chocolate, bolachas recheadas e barras de cereais): esses produtos foram concebidos para os adeptos do açúcar. Apresentados em embalagem individual, são fáceis de ser transportados para ser consumidos em qualquer lugar. Dependendo da fórmula, uma ou duas barras substituem uma refeição.

- Bebidas doces prontas: apresentadas em garrafinhas, são facilmente transportáveis. Há diferentes sabores, para satisfazer aos mais diversos gostos. Uma garrafinha substitui uma refeição.
- Cremes doces: prontos para o consumo, são ideais para pessoas ativas. Existem diversos sabores. Algumas marcas vendem cremes desidratados, para ser preparados com leite desnatado. Um creme substitui uma refeição.
- Sopas desidratadas ou em tabletes: para os que preferem a versão salgada do substituto de refeição. Basta hidratá-los com água e esquentá-los. Uma sopa substitui uma refeição.
- Shakes: apresentados em pó, para ser diluídos no leite desnatado ou na água. Você obterá uma bebida encorpada com sabor de chocolate, baunilha, morango etc. Um shake, preparado de acordo com o que diz a embalagem, substitui uma refeição.

Valores nutricionais

Os substitutos de refeição não têm todos os mesmos valores nutricionais. Para que sejam eficazes, devem ser hipocalóricos, ricos em proteínas e satisfazer de 30% a 40% das necessidades diárias de vitaminas e minerais. Alguns produtos conseguem satisfazer 75% ou até mesmo 100% das necessidades de certas vitaminas.

Alguns substitutos são hipocalóricos demais (menos de duzentas calorias), o que pode acarretar fome intensa entre as refeições. Outros são muito energéticos (mais de 450 calorias) e não permitem a perda de peso desejada.

O teor de proteínas deve ser de dezoito a vinte gramas por refeição, para cobrir as necessidades diárias e preservar a massa muscular. O teor de vitaminas varia de onze a 35 gramas, dependendo da marca. O teor de lipídios (gorduras) deve ser baixo (menos de dez gramas), mas suficiente para conter os ácidos graxos essenciais, indispensáveis para o bom funcionamento do organismo.

Uma ingestão mínima de trinta a quarenta gramas de glicídios por substituto de refeição é aconselhável para evitar cansaço intenso entre as refeições (o que traria risco de hipoglicemia). Infelizmente, a maioria dos produtos contém somente entre quinze e 25 gramas de glicídios.

As fibras permitem reduzir a velocidade de absorção dos glicídios. Os substitutos de refeição ricos em fibras saciam, portanto, mais. Elas têm ainda um efeito benéfico sobre o trânsito intestinal. Alguns produtos contêm muito pouca quantidade de fibras (menos de dois gramas).

Faça a escolha certa

Quer você escolha substitutos de refeição sob a forma de sopas, cremes, barras, bebidas prontas ou shakes, opte por aqueles cujo valor nutricional se aproxime o mais possível do seguinte (por refeição):

Energia:	250 a 350 kcal
Proteínas:	18 g no mínimo
Lipídios:	5 a 10 g
Glicídios:	30 a 40 g
Fibras:	4 g no mínimo
Vitaminas e minerais:	30% a 40% das necessidades diárias

Você encontrará essas informações na embalagem dos produtos, reunidas na tabela nutricional. Ela é completa – mostra o valor energético, os teores de proteínas, lipídios, glicídios e fibras. Você encontrará também os teores de vitaminas e minerais, bem como as porcentagens em relação às nossas necessidades diárias.

A quem se destina?

O regime com substitutos de refeição se destina a todos aqueles que não desejam ou não têm tempo de preparar refeições equilibradas. A variedade dos substitutos permite satisfazer muitas pessoas. Eles podem também ser utilizados para compensar uma refeição muito calórica (no restaurante, por exemplo), restabelecendo o equilíbrio alimentar do dia.

Essa dieta não se destina a quem aprecia a boa mesa e gosta de ver o prato bem servido – é preciso se contentar com uma bebida, uma sopa rala ou barras de cereais no lugar da comida.

Na prática

Se você utilizar substitutos, é preciso sempre fazer pelo menos uma verdadeira refeição ao dia (almoço ou jantar). Essa refeição deve ser pobre em calorias e equilibrada: uma parte de carne magra ou peixe, hortaliças cruas ou cozidas levemente temperadas, um derivado do leite, um pedaço de pão ou um pouco de tubérculos ou arroz. O substituto pode ser acompanhado de uma fruta (se o produto for pobre em glicídios) ou por um derivado do leite (se não tiver quantidade suficiente de proteínas).

Exemplo de cardápio com substitutos de refeição

Café-da-manhã	Almoço	Lanche da tarde	Jantar
1 xícara de café com leite 40 g de pão integral 1 colherzinha de manteiga	1 substituto de refeição líquido 1 fruta	Chá de hortelã 1 iogurte natural	Salada de folhas 1 filé de pescada + limão 150 g de batata + funcho

1 laranja			1 fatia de queijo branco light
Chá preto 2 barras de substituto de refeição	½ toranja ½ xícara de carne moída magra 150 g de arroz + abobrinha 1 colher (sopa) de requeijão light	Chá de limão 1 fruta	1 substituto de refeição em sopa 1 fatia de queijo branco light ½ pêra
Café preto 1 iogurte desnatado com adoçante 4 torradas integrais 1 colherzinha de manteiga	Salada de tomate 1 filé de frango Espinafre refogado 100 g de arroz 100 g de feijão	1 xícara de leite 1 fruta	1 prato de salada 1 substituto de refeição em creme

Vantagens

- Os substitutos de refeição são práticos – podem ser facilmente transportados para ser consumidos no trabalho, na rua, durante uma viagem de ônibus ou de carro etc. Estão prontos para o consumo ou podem ser preparados rapidamente, com leite ou água.
- A variedade dos produtos permite contentar os gostos e desejos de cada um. Têm sabor agradável e apresentação que apetece.
- Se forem utilizados com discernimento (dentro dos parâmetros de um programa equilibrado), permitem rápida perda de peso.

- Essa dieta é fácil de seguir no dia-a-dia, basta respeitar o que está indicado na embalagem do produto.
- O cardápio é simplificado. Uma ou duas refeições por dia se limitam a um substituto e uma fruta ou um derivado do leite. Esse programa de emagrecimento poupa o trabalho, muitas vezes maçante, de preparar refeições.

Efeitos adversos e inconvenientes

- Os substitutos de refeição têm um custo por vezes elevado, nem sempre acessível a todo mundo.
- Caso não contenham quantidade suficiente de proteína, a massa magra não será preservada – você correrá o risco de perder massa muscular.
- Os substitutos de refeição muitas vezes não trazem sensação de saciedade, em razão da falta de fibras e proteínas. Ataques de fome entre as refeições são fatais para o regime.
- Os produtos industrializados melhoraram muito suas fórmulas nos últimos anos, mas os substitutos de refeição continuam desequilibrados no geral (calorias em excesso ou insuficientes, falta de glicídios, de fibras etc.). O baixo teor de glicídios é responsável por crises de fome e de hipoglicemia entre as refeições.
- O ambiente de convivência e partilha nas refeições fica prejudicado. Embora os substitutos tenham em geral boa apresentação e gosto agradável, as refeições se resumem a uma bebida ou uma barra.
- Esse método obriga o indivíduo a fazer as refeições sozinho. É difícil permanecer em família ou em um lugar público (bares, restaurantes etc.) consumindo seu substituto de refeição, enquanto os outros estão diante de comida de verdade.
- O recurso sistemático a produtos de substituição não é uma solução eficaz a longo prazo para equilibrar a alimentação. É pre-

ferível aprender a compensar os excessos com uma refeição leve, porém verdadeira, servindo-se de alimentos naturais.

A opinião do endocrinologista

"Os substitutos de refeição representam uma solução cara e desequilibrada se considerarmos o programa completo. Devem ser preferencialmente utilizados de forma pontual."

Minha opinião de nutricionista

Esses produtos de substituição permitem perder peso no âmbito de um programa dietético global. Infelizmente, há muitas pessoas que fazem uso desse gênero de produtos sem mudar seus hábitos alimentares (beliscar, consumir doces, alimentos gordurosos etc.). A perda de peso deve passar pela aquisição de um bom equilíbrio alimentar, e não pelo recurso sistemático a produtos de substituição. É preferível utilizá-los de forma ocasional, para compensar um exagero ou quando você não tem tempo de preparar uma refeição.

OS SUBSTITUTOS DE REFEIÇÃO

- ✓ Origem: anos 80
- ✓ Método: produtos que substituem refeições
- ✓ A quem se destina: pessoas que não querem ou não têm tempo de cozinhar
- ✓ Duração: indeterminada
- ✓ Custo: elevado
- ✓ É bom saber: prazer de comer quase ausente

7
A dieta vegetariana

A dieta vegetariana exclui qualquer alimento que exija a morte de um animal. O consumo de qualquer tipo de carne é proibido, mas o de ovos é permitido.* Verdadeira ideologia para alguns, o vegetarianismo às vezes é adotado temporariamente, por razões médicas ou simplesmente para perder alguns quilos.

A dieta vegetariana deve ser bem conduzida, a fim de evitar carências de proteína, ferro, vitamina B12 ou oligoelementos. As proteínas da carne são substituídas por proteínas do leite ou dos vegetais.

Praticado em numerosos países orientais, o vegetarianismo é uma verdadeira filosofia de vida, que prega o respeito pela natureza e pelo mundo. No Ocidente, essa forma de alimentação surge no final do século XIX, acompanhando o aumento das opções alimentares e das crenças filosóficas. Nos anos 70 volta à moda, com a emergência dos ideais de pureza: "Mente sã em corpo são". Mais tarde, com a doença da vaca louca, o vegetarianismo ressurge com nova força.

As necessidades de proteína e as fontes alimentares

As necessidades de proteína variam de um indivíduo a outro, pois são estabelecidas em função do peso corporal: um grama por quilo

* A autora se refere aqui ao ovolactovegetarianismo, forma mais habitual dessa dieta, em que o consumo de vegetais é acompanhado de ovos e laticínios. (N. do E.)

por dia. Uma pessoa que pesa sessenta quilos deve ingerir em média sessenta gramas de proteína por dia. Nos casos de sobrepeso ou obesidade, deve ser utilizado para esse cálculo o peso ideal, e não o peso real (veja "Calcule seu peso ideal", na página 15).

As necessidades protéicas são diárias, pois as proteínas não são estocadas pelo organismo. O excesso é eliminado pelos rins, ao passo que, se a ingestão for insuficiente, o organismo se vê obrigado a fabricá-las a partir de suas próprias proteínas corporais (indo buscá-las nos músculos). No período de regimes para emagrecer, a ingestão protéica pode ser aumentada para preservar a massa muscular, chegando a 1,2 grama por quilo ao dia.

As principais fontes de proteínas são as carnes. Quem segue o regime vegetariano precisa buscar outras categorias de alimentos para suprir as necessidades protéicas. Derivados do leite, ovos, grãos, alimentos à base de soja e certos cereais permitem compensar essas necessidades.

Teor de proteína de alguns alimentos	
100 g de amêndoas	21 g
100 g de carne vermelha ou de frango (em média)	20 g
100 g de peixe (em média)	18 g
100 g de tofu	11,5 g
1 copo de leite (250 ml)	8,5 g
100 g de lentilhas cozidas	8 g
100 g de queijo branco	8 g
30 g de queijo gruyère	8 g
100 g de pão	7 g
1 ovo	6,5 g
150 g de quinoa cozida	6,5 g
30 g de queijo camembert	6 g
1 iogurte natural	5 g

100 g de abobrinha	1 g
1 maçã	0,5 g

Evitando carências nutricionais

A dieta vegetariana deve ser bem equilibrada para evitar deficiência de proteínas, mas também de ferro, zinco, vitamina B12 etc.

Carência de proteínas e aminoácidos essenciais

As proteínas desempenham vários papéis em nosso organismo: estrutural, enzimático, imunológico, entre outros. Elas se renovam continuamente, e é necessário ingerir a cada dia uma quantidade suficiente de proteínas para compensar as perdas.

As carnes são as principais fontes de proteínas alimentares. Os derivados do leite, os ovos e os cereais também as fornecem, mas em menor quantidade. Portanto, é preciso estar atento para consumir uma quantidade suficiente para as necessidades diárias do organismo.

É preciso estar igualmente atento para variar as fontes de proteínas, para que também tragam aminoácidos essenciais. Eles são chamados de "essenciais" porque o organismo não consegue sintetizá-los. Sua ingestão é, assim, indispensável. As proteínas da soja (bife de soja, tofu etc.) e os ovos fornecem todos os aminoácidos essenciais. Por outro lado, as proteínas vegetais (grãos, cereais etc.) e as dos laticínios (leite, queijos, iogurte etc.) têm menor valor biológico (não provêem todos os aminoácidos essenciais), mas, se forem associados, obtém-se uma boa cobertura das necessidades nutricionais. Você pode, portanto, constituir suas refeições combinando cereais ou grãos com queijo (veja exemplo de cardápio na página 80). Os ovos fornecem excelentes proteínas – integre-os ao cardápio duas ou três vezes por semana.

As frutas oleaginosas (amêndoas, nozes, castanhas etc.) são uma boa fonte de proteínas vegetais, mas, por ser ricas em gordura (50%

em média), estão na categoria dos alimentos muito energéticos e devem ser consumidas com moderação, se você está seguindo o regime vegetariano para perder peso.

Carência de ferro

Os riscos de carência de ferro são elevados quando se suprimem as carnes da alimentação. As necessidades são da ordem de dez miligramas por dia para homens e dezoito para mulheres que não estejam na menopausa, e suas principais fontes são a carne vermelha e os miúdos.

O ferro é indispensável para a fabricação da hemoglobina, constituinte do glóbulo vermelho. A deficiência desse elemento conduz, portanto, à anemia e suas complicações (cansaço, redução das capacidades físicas e intelectuais etc.).

Encontra-se ferro em certos vegetais e legumes (lentilha, espinafre etc.), mas esse tipo é mal assimilado pelo organismo. Felizmente a natureza é sábia – o organismo aumenta a porcentagem de absorção do ferro quando a ingestão é baixa. Além disso, o consumo de alimentos ricos em vitamina C facilita a assimilação desse elemento. Portanto, é interessante consumir, na mesma refeição, alimentos ricos em ferro vegetal (lentilha, agrião, espinafre etc.) e outros ricos em vitamina C (frutas cítricas, vermelhas, acerola, kiwi etc.).

Teor de ferro de alguns alimentos	
100 g de chouriço	19 mg
100 g de cacau em pó sem açúcar	11 mg
100 g de germe de trigo	9 mg
100 g de lentilha (crua)	7 mg
100 g de fígado de vaca	6,5 mg
100 g de damasco seco	5,5 mg
100 g de carne de vaca	2,7 mg

100 g de espinafre	2,7 mg
100 g de tofu	1,7 mg
100 g de peixe	1 mg
1 ovo	1 mg
100 g de alcachofra	1 mg
1 copo de leite (250 ml)	0,25 mg

As frutas secas (damasco, tâmara etc.) e as oleaginosas (amêndoas, nozes, pistache etc.) são uma fonte interessante de ferro, mas também muito energéticas, portanto difíceis de ser integradas à alimentação de quem deseja perder peso.

Certos alimentos industrializados são enriquecidos com ferro – os cereais matinais, por exemplo. Outros são naturalmente abundantes nesse elemento – o germe de trigo e o levedo de cerveja, por exemplo, podem ser utilizados como suplementos alimentares.

Outros riscos de carências

A dieta vegetariana pode acarretar outras carências, como em vitamina B12 ou zinco. Nesse caso também, uma alimentação variada e equilibrada permite suprir essas necessidades e evitar insuficiências. Se você for seguir o regime vegetariano somente durante algumas semanas para perder peso, as deficiências terão curta duração, e uma complementação não será indispensável.

Buscando um novo equilíbrio alimentar

A supressão de carne implica uma nova forma de distribuir os alimentos. Por um lado, menos proteínas animais e, por outro, mais cereais, hortaliças, frutas e derivados do leite. Essa nova distribuição alimentar, rica em vegetais e leguminosas, permite melhorar os parâmetros sanguíneos (taxas de colesterol, ácido úrico etc.), reduzir a pressão arterial e facilitar a perda de peso.

A riqueza de fibras da dieta vegetariana ajuda a resolver problemas de constipação e a reduzir a fome nos intervalos das refeições, ao diminuir a velocidade de absorção dos nutrientes.

Exemplo de cardápio da dieta vegetariana		
Café-da-manhã	**Almoço**	**Jantar**
Cereal sem açúcar com frutas secas Leite semidesnatado Suco de laranja	Melão Bife de soja Espiga de milho cozida Iogurte natural com ameixas secas	Sopa de tomate Macarrão com legumes Queijo branco light Pêra cozida no vinho
Café preto Pão integral com um pouco de manteiga Iogurte natural com morango	Salada de lentilhas Trigo com champignon e molho de tomate Ricota Maçã	Omelete com cheiro-verde Salada de agrião com pinhão Abobrinha grelhada Iogurte de soja
Cereal integral Queijo branco light Kiwi	Tabule com hortelã Suflê de abobrinha com manjericão Compota sem açúcar	Salada de aspargos Pimentão recheado com queijo de cabra e quinoa Espetinho de frutas frescas
Chá de cidreira Torradas integrais Geléia de laranja 1 queijinho cremoso	Cenoura ralada com gomos de laranja Arroz e feijão temperados Pudim de baunilha light	Tomate com mozzarella Trigo com legumes Iogurte natural com pêssego
Leite com chocolate Pão com gergelim Queijo fundido light	Salada de grão-de-bico e ovo cozido Fritada de legumes	Salada de beterraba Lasanha de abobrinha e ricota

Suco de laranja	Queijo branco com goiabada light	Manga
1 copo de leite de soja Pão de centeio com um pouco de manteiga Nectarina	Salada de endívia com parmesão Panqueca de legumes com tofu Tomate assado Maçã ao forno	Creme de ervilha Tortinha de cebola Salada de espinafre com queijo de cabra e pedaços de pêra Iogurte de leite de ovelha

A quem se destina?

Esse regime se destina às pessoas que passam muito bem sem nenhum tipo de carne. É preciso gostar de cereais, grãos, derivados do leite e hortaliças. Se você tem hipertensão arterial, colesterol alto ou elevada taxa de ácido úrico no sangue, essa dieta lhe trará inúmeros benefícios.

Vantagens

- A dieta vegetariana, quando bem conduzida, acarreta perda de peso progressiva e durável, bem como melhora de vários parâmetros biológicos e clínicos (taxas de colesterol, ácido úrico, pressão arterial).
- A supressão da carne permite diminuir a ingestão de gordura saturada, reduzindo assim os riscos cardiovasculares.
- A ingestão elevada de fibras melhora o trânsito intestinal, limita os problemas de constipação, bem como o risco de diverticulite e câncer de cólon, e diminui a sensação de fome entre as refeições.
- As quantidades dos alimentos não são limitadas, e você pode comer queijo todos os dias se quiser. As frustrações são pouco freqüentes, sobretudo se você ficar facilmente sem carne.

- O indivíduo permanece ativo durante essa dieta. Ele deve aprender a compor cardápios equilibrados para evitar qualquer tipo de carência nutricional.
- Esse regime, pouco restritivo, pode ser adotado para toda a vida se você desejar, desde que você equilibre e varie sua alimentação.

Inconvenientes

- Como a dieta vegetariana está mais próxima de uma reeducação alimentar, a perda de peso nunca será muito elevada – não espere milagres! A ingestão calórica pode ser tão alta quanto na alimentação clássica, com carne.
- É possível comer em companhia de outras pessoas, mas o equilíbrio nutricional será difícil de atingir se você fizer suas refeições regularmente fora de casa. Felizmente, os restaurantes e os bares oferecem cada vez mais opções vegetarianas.
- A total supressão de carne pode trazer carências de proteína, ferro, vitamina B12 etc. Para evitar a perda muscular, as proteínas vegetais e os derivados do leite devem figurar no cardápio cotidianamente.
- O consumo de grãos, frutas secas e cereais pode impedir o emagrecimento, pois trata-se de alimentos bastante calóricos.
- Como todos os regimes que excluem uma categoria inteira de alimentos, a dieta vegetariana se torna rapidamente monótona e corre o risco de ser abandonada. Não hesite em folhear livros de receitas e trocar idéias com amigos.

A opinião do endocrinologista

"A dieta vegetariana apresenta mais benefícios à vida, quando se é constante, do que propriamente ao emagrecimento. Deve ficar reservada aos ascetas."

Minha opinião de nutricionista

A dieta vegetariana é rica em vegetais, derivados do leite, leguminosas e cereais. Essa característica a aproxima mais de uma reeducação alimentar saudável do que dos regimes para emagrecer. Para conseguir uma perda de peso, é absolutamente necessário que também se reduza a ingestão de gorduras visíveis (óleo, manteiga, cremes etc.) e ocultas (bolos, doces, frituras, sorvetes, queijos e laticínios gordurosos etc.), além de limitar o açúcar puro.

A DIETA VEGETARIANA

- ✓ Origem: no Ocidente, final do século XIX e a seguir anos 70
- ✓ Método: ausência de qualquer tipo de carne
- ✓ A quem se destina: pessoas capazes de ficar sem carne
- ✓ Duração: indeterminada
- ✓ Custo: acessível
- ✓ É bom saber: risco de carências nutricionais

8
A dieta hipocalórica clássica

Trata-se de uma dieta geralmente prescrita por um médico e colocada em prática com a ajuda de um nutricionista. A ingestão calórica é estabelecida em função do sexo, da idade e do nível de atividade física. Raramente esse patamar estará abaixo de 1.500 calorias por dia, pois com menos que isso torna-se difícil suprir todas as necessidades de vitaminas e minerais. Esse regime permite um emagrecimento gradual, mais ou menos rápido de acordo com o caso. Durante o programa, o indivíduo adquire noções de equilíbrio alimentar, o que lhe permite administrar melhor a manutenção do peso após o emagrecimento.

Na primeira consulta, o nutricionista traça a história corporal do paciente e detecta os erros alimentares, com o auxílio de um questionário simples. Ele se baseia no estilo de vida e nos gostos da pessoa para propor a ela um plano alimentar. O profissional dá orientações em relação à escolha dos alimentos, ao modo de prepará-los e também ajuda a lidar com situações particulares, como idas a restaurantes, prática de atividades físicas etc.

Você pode solicitar um acompanhamento nutricional se achar necessário, a fim de aprender a controlar os deslizes ou simplesmente continuar motivado para prosseguir o regime.

A quem se destina?

Por ser equilibrada, essa dieta pode ser feita sem risco por qualquer pessoa que tenha boa saúde e deseje perder peso. Grávidas e mulheres que estão amamentando devem somente aumentar a quantidade de laticínios (ver o capítulo "O ganho de peso na gravidez", página 144). Esse regime exige paciência e perseverança, pois o emagrecimento é muitas vezes lento, dependendo da alimentação com a qual se estava acostumado. Se você deseja perder dez quilos em três semanas, é melhor escolher outro método.

Equilíbrio alimentar e grupos de alimentos

Ouve-se muito falar em "equilíbrio alimentar", mas do que se trata exatamente? Para ser equilibrada, a alimentação deve ser variada, a fim de suprir as necessidades de proteínas, lipídios, glicídios, fibras, vitaminas e minerais. Todas as categorias de alimentos devem estar representadas, em proporções ideais, para o bom funcionamento do organismo.

Com exceção do leite materno, que basta para o desenvolvimento do bebê nas primeiras semanas de vida, nenhum alimento contém todas as substâncias de que nosso corpo necessita para funcionar na idade adulta. Devemos, portanto, fazer escolhas entre todos os grupos de alimentos e estruturar nossas refeições de forma a obter o melhor equilíbrio possível.

O equilíbrio alimentar é representado por uma pirâmide, em que aparecem todos os grupos de alimentos. Na base, encontram-se aqueles que devem ser consumidos em grande quantidade diariamente. Conforme ela vai subindo, os espaços vão se tornando menores – os alimentos que aí se encontram devem ser consumidos com moderação.

Cada grupo de alimentos possui qualidades nutricionais próprias:

- A água é indispensável à vida. Ela permite que o organismo se hidrate e elimine as toxinas. Aconselha-se a ingestão diária de 1,5 a dois litros, consumidos regularmente ao longo do dia.

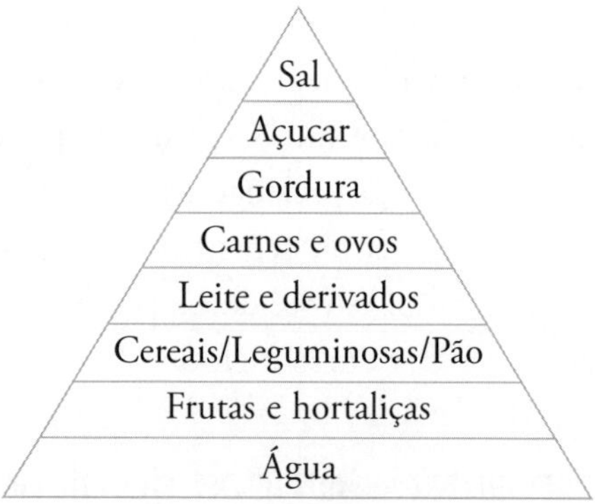
Sal
Açucar
Gordura
Carnes e ovos
Leite e derivados
Cereais/Leguminosas/Pão
Frutas e hortaliças
Água

Pirâmide do equilíbrio alimentar

- As frutas e hortaliças fornecem vitaminas e minerais em grande quantidade: potássio, magnésio, cálcio, ferro, caroteno, vitamina C etc. São igualmente ricas em fibras e antioxidantes. É aconselhável consumir hortaliças no almoço e no jantar (cruas ou na forma de sopas, purês, refogados, gratinados etc.) e duas ou três frutas (ou equivalente) por dia.
- Os cereais, as leguminosas e o pão são fontes de glicídios complexos e fornecem ao organismo energia, vitaminas, minerais e fibras, sobretudo quando consumidos na forma integral (não refinados). Esses alimentos devem estar presentes em todas as refeições, em quantidade controlada para quem está preocupado com a silhueta.
- O leite e seus derivados são fontes de proteína e cálcio, elementos indispensáveis para a constituição e a manutenção dos ossos. Devem, portanto, estar presentes em todas as refeições – na forma de leite, por exemplo, no café-da-manhã e de queijos ou outros derivados nas demais refeições.
- As carnes e os ovos são as principais fontes de proteína. Também fornecem ferro, ácidos graxos, vitaminas A, B12 e D. É aconselhável comer uma porção de carne ou equivalente no almoço e no jantar. Essa ingestão de proteína de boa qualidade possibilita limitar a perda de massa magra no decurso de um regime para emagrecer.

- As gorduras (manteiga, margarina, óleos, cremes etc.) são ricas em ácidos graxos saturados e insaturados, bem como vitaminas A, D e principalmente E. São as principais fontes de energia (fornecem duas vezes mais energia que o açúcar). Durante um regime para emagrecer, é necessário limitar a gordura dos temperos e do cozimento, sem, entretanto, suprimi-la totalmente.
- O açúcar é o único alimento que não possui nenhum outro interesse além do prazer que nos proporciona. É, portanto, necessário limitar sua ingestão e se habituar a comer a menor quantidade possível de doces, ainda que você se permita comer uma sobremesa de vez em quando.
- O sal não é realmente um alimento, mas não se deve esquecer de utilizar esse ingrediente com parcimônia.

O equilíbrio alimentar não se constrói em uma única refeição nem em um único dia. É preciso levar em conta vários dias consecutivos para avaliá-lo. Assim, não se culpe se você abusou em uma ida ao restaurante ou sucumbiu a uma fatia de torta de limão.

Na prática: noções de quantidade e qualidade

O equilíbrio alimentar não é somente uma questão de quantidade, mas também de qualidade, o que implica uma escolha dentre os grupos de alimentos. Para começar com as quantidades, veja a seguir um exemplo de distribuição alimentar em um dia, com um total de 1.500 calorias.

Quantidades por refeição, total de 1.500 calorias	
Café-da-manhã	Café ou chá sem açúcar 120 ml (½ xícara) de leite ou 1 laticínio, sem açúcar

	50 g de pão (ou equivalente) 10 g de manteiga 1 fruta fresca (ou equivalente)
Almoço	1 porção de hortaliças cruas ou cozidas 100 g de carne magra (ou equivalente) 150 g de tubérculos ou arroz cozidos ou 50 g de pão 1 derivado do leite sem açúcar 1 fruta (ou equivalente) Água (1 colher (sopa) de óleo para o preparo de toda a refeição)
Jantar	1 sopa de legumes ou 1 porção de hortaliças cruas ou cozidas 100 g de carne magra (ou equivalente) 150 g de tubérculos ou arroz cozidos ou 50 g de pão 30 g de queijo ou 1 derivado do leite sem açúcar 1 fruta (ou equivalente) Água (1 colher (sopa) de óleo para o preparo de toda a refeição)

Evidentemente, se como carne você escolher lingüiça e como tubérculo optar por batata frita, estará falseando o regime. Veja a seguir um quadro que lhe permitirá fazer boas escolhas em cada grupo de alimentos:

Apreciação nutricional de diferentes alimentos que pertencem ao mesmo grupo		
Alimentos	**Prefira**	**Evite**
Leite e derivados	Leite desnatado ou semidesnatado,	Leite integral, leite condensado, queijos

	iogurte natural ou com adoçante, queijo branco, cottage, queijos com máx. 45% de gordura (30 g por dia)	com mais de 45% de gordura, derivados do leite que contenham açúcar (cremes, iogurtes, pudins, chantilly etc.), sorvetes
Carnes	Carne de vaca, vitela, carneiro, peru, porco, coelho (todas magras e sem gordura aparente), frango sem pele	Gordura das carnes, carne empanada, nuggets, hambúrguer, miúdos
Frios e embutidos	Peito de peru defumado, presunto sem gordura, salsicha de frango	Patê, salame, salsicha, lingüiça, mortadela, paio
Peixes	Peixes frescos ou congelados ao natural, conservas de atum ou sardinha na água ou molho de tomate, kani	Peixes empanados, atum e sardinha no óleo, bolinho de bacalhau, salmão defumado, ovas de peixe
Ovos	Ovos quentes, mexidos, poché, cozidos, omelete	Ovos fritos
Pães e bolachas	Pão integral ou caseiro, torradas em quantidade controlada	Bolachas doces, bolos de qualquer espécie (doces ou salgados)
Cereais e tubérculos	Arroz e massas (de preferência	Batata frita, chips, sautée, panqueca

	integrais), batata cozida, grãos, tudo em quantidade controlada	recheada, pratos prontos (lasanha, canelone etc.)
Hortaliças	Todas: frescas, congeladas, em conserva etc., cozidas com pouca gordura	Gratinadas ou empanadas
Frutas	Frutas frescas, compotas sem açúcar	Frutas secas e oleaginosas (nozes, avelãs, amêndoas, azeitonas, pistache etc.), compotas com açúcar
Gordura	Óleo de oliva, de canola, de girassol, margarina light ou manteiga comum, creme de leite light, tudo com moderação	Creme de leite integral, maionese, manteiga em grande quantidade
Doces	Adoçante, cacau em pó sem açúcar	Açúcar, geléia, chocolate, confeitos de todo tipo
Bebidas	Água com ou sem gás, suco de frutas sem açúcar, café e chá sem açúcar	Xarope, refrigerante, suco de frutas com açúcar, bebidas alcoólicas

Equivalências

A fim de tornar o regime agradável a todos os gostos e respeitar os imperativos de ordem financeira ou religiosa, é possível fazer substituições com base em alimentos equivalentes. Isso permite, ainda, variar a alimentação e romper com a monotonia da dieta.

Equivalência de glicídios

50 g de pão branco = ¼ de baguete
= 50 g de pão integral
= 50 g de pão de cereais ou centeio
= 4 torradas comuns
= 30 g de cereal matinal sem açúcar
= 2 a 3 fatias de pão de forma

150 g de tubérculos cozidos = 5 a 6 colheres (sopa) de arroz ou massa
= 2 batatas médias
= 150 g de grãos (lentilha, feijão, grão-de-bico etc.)
= 130 g de milho
= 40 g de farinha

Equivalência de cálcio

½ xícara de leite (120 ml) = 1 iogurte natural sem açúcar
= 1 iogurte de frutas com adoçante
= 100 g de queijo branco cremoso máx. 20% de gordura
= 30 g de queijo máx. 45% de gordura
= 2 queijinhos fundidos light
= 120 ml de leite usado para preparar um prato (purê, molho bechamel etc.)
= 20 g de queijo gruyère
= 15 a 20 g de parmesão

Equivalência de proteína

1 porção de carne = 100 a 125 g de carne de vaca (magra), vitela, carne de porco sem gordura, peru, frango etc.
= 100 a 125 g de peixe
= 2 ovos

Recomendações elementares

Estas recomendações elementares correspondem a um estilo de vida que permite boa higiene alimentar. Trata-se de hábitos simples, que constituem as regras de base do equilíbrio alimentar. Eis as principais recomendações:

- Faça sempre as refeições sentado à mesa, com tranqüilidade (sem televisão e nenhum tipo de leitura), e coma devagar.
- Faça três refeições por dia e evite beliscar. Se sentir necessidade, faça um pequeno lanche à tarde, mas seu jantar deverá ser mais leve.
- Sirva-se uma única vez de cada prato. Ainda que se trate de um prato ou de uma sobremesa light, isso não deverá levá-lo a comer mais.
- Brinque com a diversidade (utilizando as equivalências) e dê destaque especial às frutas frescas e às hortaliças.
- Beba no mínimo 1,5 litro de água por dia. Se você tem dificuldade de beber água sem gás, considere as águas gasosas naturais ou aromatizadas (sem açúcar) e as bebidas quentes (chás). Esqueça o álcool durante o regime – ele vai atrapalhar todos os seus esforços.
- Atenção à quantidade de pão, arroz e tubérculos. É preciso escolher apenas um deles em cada refeição.

- Consuma hortaliças em todas as refeições, sejam cruas, na forma de sopas ou de legumes cozidos. Elas fornecem vitaminas e minerais, preciosos em períodos de dieta. Também são fonte de fibras, as quais permitem atenuar a sensação de fome nos intervalos das refeições. Preste atenção ao temperar – não consuma mais que uma colher (sopa) de gordura a cada refeição completa, contando o que foi usado para o preparo dos alimentos.
- Salgue a comida moderadamente durante o cozimento e evite colocar o saleiro na mesa.
- Privilegie os modos de cozimento que usem pouca ou nenhuma gordura: a vapor, no forno, no grill, na churrasqueira etc. Evite frituras.
- Mexa-se! A atividade física deve fazer parte de seu planejamento semanal. Não é necessário se matricular em uma academia – trata-se antes de tudo de uma questão de comportamento: preferir a escada ao elevador, ir à padaria de bicicleta ou a pé, aproveitar o domingo para passear no parque etc.
- Evite ir ao supermercado com o estômago vazio – você terá dificuldade para resistir às tentações. Faça uma lista para evitar as compras desnecessárias.

A personalização do regime

Contrariamente aos outros regimes, a dieta hipocalórica clássica se adapta à personalidade, aos gostos, ao estilo de vida ou ainda às restrições financeiras ou religiosas de cada um. É você que determina as regras.

O sistema de equivalências permite diversificar a alimentação e escolher alimentos que agradem. Você pode, assim, variar tranqüilamente o cardápio, sem muitas restrições. Além das recomendações elementares, você receberá conselhos personalizados. O regime se adapta em função de:

- sua atividade física;
- suas necessidades específicas relacionadas à idade;
- certas situações particulares: gravidez, amamentação, ter parado de fumar, ter parado de praticar esportes (no caso de atletas) etc.;
- imperativos de ordem religiosa ou cultural;
- sua atividade profissional: trabalho à noite, plantões, almoços de negócios etc.;
- seu estilo de vida: costume de freqüentar restaurantes, bares etc.;
- seus gostos e tendências alimentares: se costuma beliscar, se ama a boa mesa etc.;
- local onde você faz suas refeições: restaurante da empresa, refeições rápidas no balcão da lanchonete, comida por quilo etc.;
- suas condições financeiras;
- sua aptidão para cozinhar.

Vantagens

- A primeira vantagem da dieta hipocalórica clássica é certamente o equilíbrio alimentar – sua saúde não corre nenhum risco se você seguir as recomendações dadas. O suprimento das necessidades de proteína, cálcio, vitaminas, minerais, ácidos graxos etc. está assegurado.
- As orientações alimentares levam em conta as patologias associadas ao sobrepeso, como diabetes, hipertensão, dislipidemia etc.
- O emagrecimento é gradual, o que possibilita limitar o surgimento da fadiga, bem como o efeito sanfona após o regime.
- O metabolismo basal é preservado. A perda de peso ocorre com a queima de gordura, e a massa muscular permanece intacta.
- O sistema de equivalências permite limitar as frustrações. Durante essa dieta, não existe alimento milagroso nem proibido. Trata-se simplesmente de aprender a equilibrar a alimentação.

- O indivíduo é ativo no decurso desse programa de emagrecimento. Ele aprende noções de equilíbrio alimentar, o que lhe permite adquirir certa autonomia e manter o peso após o emagrecimento.
- A personalização do regime de acordo com o perfil da pessoa permite que ela siga o programa mais facilmente. O objetivo é dar ao indivíduo a impressão de que ele não está fazendo dieta, mas apenas corrigindo seus erros alimentares. É o regime que se adapta ao estilo de vida da pessoa, e não o inverso.
- A sensação de fome está pouco presente, se as refeições forem bem-feitas e completas.
- A dieta hipocalórica clássica, com cerca de 1.500 calorias, é bastante maleável. Nada é realmente proibido, na medida em que o equilíbrio alimentar se constrói no decurso de vários dias consecutivos. Um excesso é facilmente perdoado se for compensado por refeições mais leves.
- Durante o acompanhamento nutricional, o indivíduo recebe conselhos personalizados, exemplos de cardápio etc. Esse acompanhamento é muitas vezes fonte de motivação, pois a pessoa não está sozinha com seu excesso de peso.
- A vida social é preservada – você pode muito bem ir a restaurantes, aceitar convites e prosseguir no regime. O prazer de comer não desaparece, o que resulta em melhor adesão ao programa.
- As refeições são adaptáveis. Se você desejar, pode fazer lanches, sem alterar a efetividade da dieta – basta tornar as refeições principais mais leves.

Inconvenientes

- O emagrecimento geralmente não é espetacular, mas gradual. Aqueles que desejam perder peso rapidamente podem se decepcionar.

- O indivíduo deve se interessar por equilíbrio alimentar, aprender a fazer refeições completas, utilizar as equivalências, fazer boas escolhas dentre os grupos de alimentos. É melhor optar por outro método caso você não esteja disposto a fazer todos esses esforços de aprendizado.
- As consultas ao nutricionista não são cobertas pelos planos de saúde, e caberá a você pagar cada seção.
- Essa dieta é eficaz se a pessoa conservar uma boa higiene alimentar após o emagrecimento. Se ela voltar aos antigos hábitos, mais cedo ou mais tarde ganhará peso.
- Esse programa se limita à correção de erros alimentares. O aspecto psicológico é muito pouco abordado, de onde decorrem alguns fracassos. Para otimizar os resultados, seria preciso o acompanhamento de um psicólogo quando necessário.

A opinião do endocrinologista

"Trata-se da dieta mais equilibrada. Como os resultados não são milagrosos, pode gerar desmotivação e abandono. A longo prazo, esse regime provou sua eficácia."

Minha opinião de nutricionista

Cerca de quatrocentos anos antes de Cristo, Hipócrates já dizia: "O alimento é seu melhor remédio". Atualmente, não comemos somente para nos nutrir, mas também para nos socializar e ter prazer. Essas últimas noções devem ser levadas em conta no período do regime se quisermos obter resultados permanentes.

Em matéria de emagrecimento, não há receita milagrosa nem alimentos mágicos. Para permanecer saudável, nosso organismo necessita de proteína, lipídios e glicídios em boas proporções, bem como de vitaminas e sais minerais. Nenhum alimento é ruim quando consumido racionalmente, dentro dos padrões de uma alimentação diversificada. A dieta hipocalórica clássica permite o emagrecimento progressivo e o aprendizado nutricional do equilíbrio alimentar, ao mesmo tempo em que limita as proibições. Essa é, a meu ver, a chave do sucesso.

Os nutricionistas são especialistas em alimentação. Podem, assim, guiá-lo tranqüilamente na busca do emagrecimento, sempre respeitando três princípios fundamentais: equilíbrio, variedade e moderação.

A DIETA HIPOCALÓRICA CLÁSSICA

- ✓ Origem: anos 60
- ✓ Método: ingestão calórica personalizada
- ✓ A quem se destina: qualquer pessoa
- ✓ Duração: indeterminada
- ✓ Custo: acessível
- ✓ É bom saber: perda de peso gradual, não espetacular

PARTE 2

Cada qual com seu regime

Se você ainda está em dúvida em relação a que regime escolher, veja nesta segunda parte recomendações simples, adaptadas a todas as pessoas – desde a infância até a idade adulta, passando por situações especiais, como grávidas e ex-fumantes.

Você encontrará ainda conselhos adaptados a diferentes personalidades ou tipos de comportamento alimentar – o comilão, aquele que gosta de beliscar, o *bon vivant* etc.

1
O ganho de peso na infância

No Brasil, 15% das crianças apresentam excesso de peso. Essa constatação é tanto mais inquietante quando se sabe que a ocorrência da obesidade infantil vem aumentando nos últimos vinte anos. Vamos permitir que se forme uma geração de obesos?

Deve-se começar a cuidar da obesidade o mais cedo possível, a fim de evitar que apareçam complicações, como dificuldades respiratórias e articulares, distúrbios glicêmicos, hipertensão etc., sem esquecer o sofrimento psicológico que a obesidade causa à criança.

Necessidades nutricionais específicas da criança

A infância é uma época ao mesmo tempo privilegiada e frágil, na qual o indivíduo se constrói física e psicologicamente. O crescimento harmonioso implica a ingestão de nutrientes específicos. É preciso estar atento para que a alimentação da criança supra todas as suas necessidades, sobretudo as de cálcio e vitamina D. Deve-se dar especial atenção ao abuso de produtos ricos em açúcar ou gordura, que desequilibram rapidamente a alimentação.

A obesidade ou o sobrepeso não devem ser tratados da mesma forma na criança e no adulto – para os pequenos, está fora de questão fazer uso de um regime restritivo. Basta modificar os maus hábitos para conter o ganho de peso e restabelecer o equilíbrio entre altura e massa.

A reeducação alimentar deve levar em conta os gostos específicos da criança, seu ritmo de vida e sua relação com a comida. É preciso que as refeições sejam, antes de tudo, momentos privilegiados e lúdicos. O cardápio deve ser idêntico para toda a família, na medida do possível. As quantidades devem ser adaptadas às necessidades de cada um. A dieta não deve ser vista pela criança como uma punição, pois, caso isso aconteça, haverá risco de trapaças, beliscos às escondidas, e o fracasso certamente ocorrerá.

As curvas de peso e altura

As curvas de corpulência representam a relação entre o índice de massa corporal (IMC) e a idade, para meninos e meninas de 0 a 18 anos. Elas permitem avaliar o desenvolvimento estaturo-ponderal (relação entre altura e peso) de seu filho desde o nascimento até os 18 anos, idade em que o crescimento geralmente já terminou.

Se você conferir regularmente o IMC de seu filho – calculado com base na altura e no peso –, poderá avaliar onde ele se situa na curva de corpulência em relação à zona de normalidade, onde está a maioria das crianças. Se ele apresentar excesso de peso, você poderá observar se é simplesmente um sobrepeso ou se se trata de obesidade.

Veja novamente como calcular o IMC:

$$\text{IMC} = \frac{\text{peso (em kg)}}{\text{altura}^2\ \text{(em m)}}$$

Fique atento à progressão da curva de seu filho. Se houver um desvio brusco para o alto, isso deve servir de alerta para que você comece a tomar providências o mais rapidamente possível, antes que uma obesidade real se instale.

Curva de corpulência para meninos de 0 a 18 anos

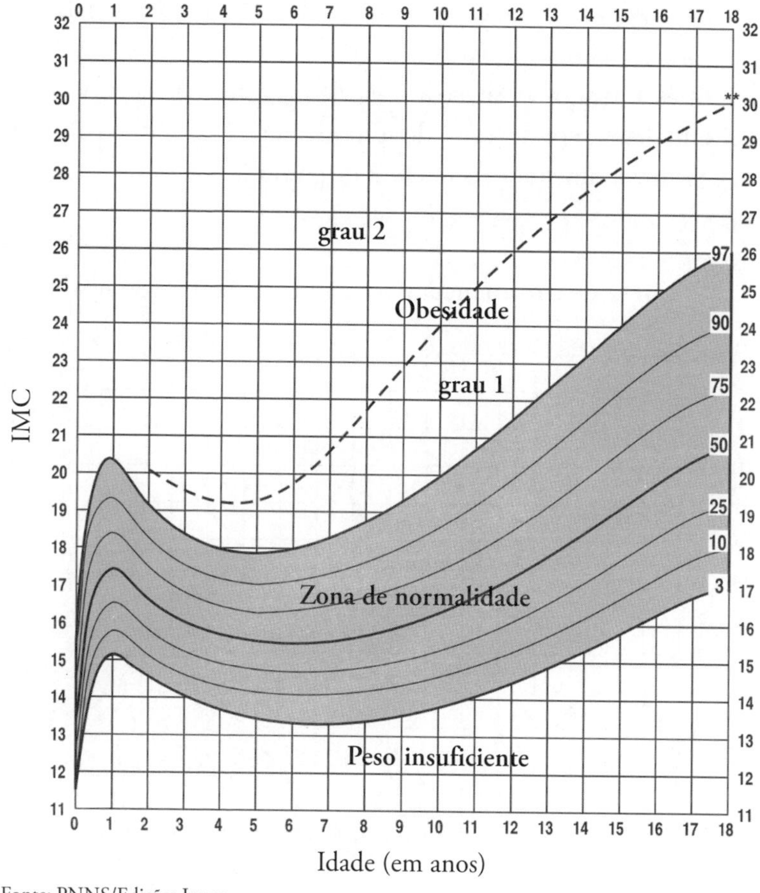

Fonte: PNNS/Edições Inpes.

Se você prestar atenção nas curvas, vai notar que, tanto para meninos quanto para meninas, a zona de normalidade não é regularmente ascendente:

- Por volta de 1 ano, a criança é naturalmente gorducha. O bebê tem reservas de gordura que serão eliminadas a seguir, quando ele aprender a andar.

- De 1 até aproximadamente 6 anos, a criança afina e adquire uma morfologia longilínea. Aos 6 anos ela é naturalmente magra, e não é preciso se preocupar.
- Após os 6 anos, observa-se uma elevação normal na curva – é o que chamamos de "salto de adiposidade". A criança reconstitui progressivamente suas reservas de gordura.

Curva de corpulência para meninas de 0 a 18 anos

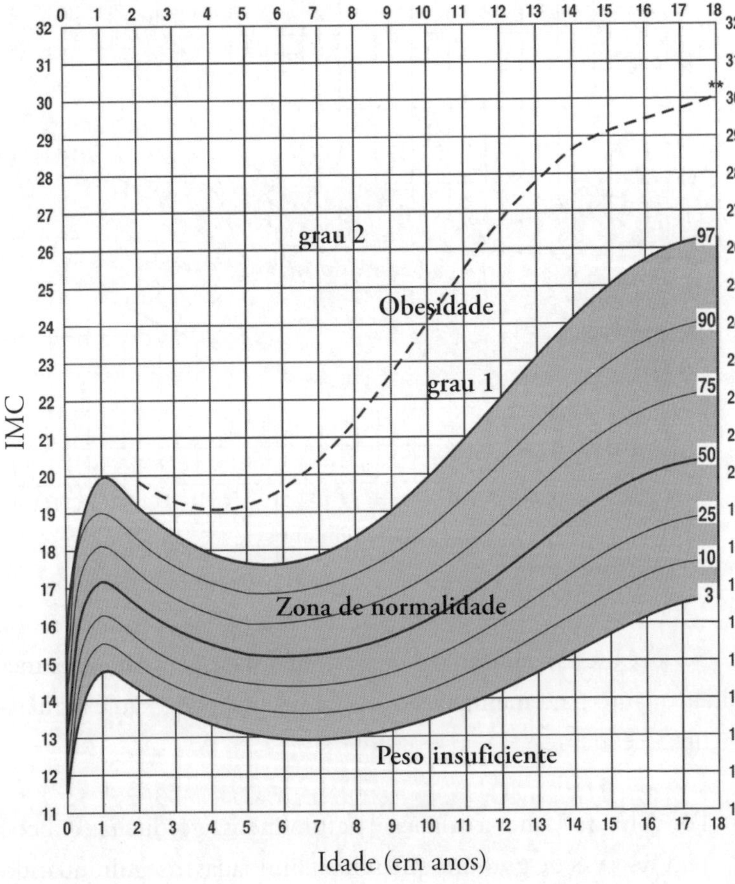

Fonte: PNNS/Edições Inpes.

Após os 6 ou 7 anos, o salto de adiposidade deve ser progressivo. Para um desenvolvimento corporal harmonioso, a criança deve permanecer na zona de normalidade indicada. Quando a curva de corpulência dá um salto antes dos 5 anos, é o que chamamos de "salto precoce de adiposidade". É preciso então ficar atento à alimentação da criança e encorajar atividades físicas.

Em geral, os pais não vêem o filho engordar. Quando abrem os olhos, o excesso de peso já é grande. Com as curvas de corpulência, você poderá reagir mais cedo e evitar que a obesidade se instale. Não acredite que "tudo se normalizará com o crescimento". Se não tomarmos as devidas providências, 50% das crianças de 6 anos obesas se tornarão adultos obesos.

O sofrimento psicológico das crianças com excesso de peso

A obesidade é fonte de grande sofrimento para algumas crianças, que freqüentemente são ridicularizadas e excluídas do grupo. As brincadeiras de mau gosto e os apelidos ofensivos dados pelos colegas ("gorducho", "baleia", "rolha de poço" etc.) têm conseqüências por vezes dramáticas – isolamento, autodesvalorização, exclusão –, que causam sofrimento intenso. A criança se fecha e acaba usando a gordura como uma carapaça.

Os pais têm um papel importante a desempenhar, tanto no aspecto prático quanto no psicológico. Ao oferecerem à criança o amor e o apoio de que ela necessita nesse momento, o acompanhamento e o tratamento se tornam muito mais eficazes.

A transformação dos hábitos alimentares

Nossos hábitos alimentares mudaram bastante nas últimas décadas, e essa constatação é muito mais gritante quando observamos as crianças. No café-da-manhã, os cereais e as bolachas vieram destronar o pão com manteiga. As refeições principais são feitas rapidamente, na frente da televisão, e se limitam ao prato principal e à sobremesa.

As mães trabalham e não têm mais tempo de cozinhar. Recorrem aos pratos prontos, pizzas, tortas, rapidamente aquecidos no forno tradicional ou no microondas. Esses alimentos são práticos, mas também cheios de gordura e nem sempre correspondem às necessidades nutricionais das crianças.

O lanche da tarde se tornou uma verdadeira refeição para algumas crianças, que geralmente comem mal no almoço. Então elas compensam se entupindo de guloseimas no meio da tarde: bolachas recheadas, bolinhos de todos os tipos, salgadinhos, refrigerantes. Onde foram parar o copo de leite e o pão com manteiga?

Mas o inimigo número 1 é, com toda certeza, o beliscar. Na frente da televisão ou do *videogame*, o tempo todo as crianças estão comendo alguma coisa, geralmente doces ou produtos gordurosos: balas, bolos, batata frita, chocolate, tudo acompanhado de muito refrigerante.

A publicidade só piora as coisas – os pequenos ficam loucos com as novidades e pedem o novo iogurte com flocos de chocolate, a nova bolacha recheada com um sabor diferente, e assim por diante.

Guloseimas light?

As indústrias não sofrem de falta de imaginação e vivem lançando produtos novos e atrativos para as crianças. E os pais ficam tranqüilos ao confiar no que dizem as embalagens: "Apenas 9% de gordura", "Feito com leite desnatado" etc.

Saiba que essas chamadas não são mentirosas, mas induzem o consumidor ao erro, pois fazem crer que o produto é light... o que não é verdade!

Sedentarismo

A falta de atividades físicas tem papel importante no desenvolvimento do sobrepeso e da obesidade. As crianças, tanto quanto os adultos, aproveitam a evolução dos transportes – hoje em dia elas vão de ônibus ou de carro até a escola. Os pais não têm mais tempo de acompanhá-las à escola a pé, e a bicicleta fica reservada para eventuais passeios no fim de semana.

É bem verdade que a escola tem aulas de educação física duas ou três vezes por semana, mas estudos indicam que essa atividade nem sempre é benéfica – levando em conta o tempo do trajeto até a quadra ou ginásio, a duração real da atividade é nitidamente insuficiente, e as crianças não se esforçam como deveriam de acordo com a atividade proposta.

Em casa, passam muito mais tempo na frente da televisão ou do computador do que brincando ao ar livre. Estabeleça regras ou acordos com seu filho – uma ou duas horas de televisão no máximo por dia, ou uma hora de *videogame*, e sem beliscar diante da tela!

Incentive seu filho a praticar algum esporte o mais freqüentemente possível:

- proponha uma atividade de que ele goste e que possa praticar uma noite por semana ou no clube, aos fins de semana;
- aproveite o fim de semana para fazer passeios em família, a pé ou de bicicleta;
- proponha a ele uma volta de patinete ou patins;
- jogue bola ou algum outro jogo com ele no jardim;
- nos períodos em que ele estiver sem aula, leve-o para nadar no clube ou patinar etc.

A recusa a experimentar novos alimentos

Quando cuidamos da alimentação de nossos filhos, devemos levar em conta seus gostos. Porém nem sempre é fácil lidar com uma criança seletiva e que repete incansavelmente: "Eu não gosto de legumes!"

Entre 3 e 10 anos, 75% das crianças passam por um período de "neofobia alimentar" – recusam-se a experimentar qualquer tipo de alimento novo e às vezes fazem cara feia até para legumes que antes comiam. Tentam assim buscar "autonomia" e forjar o próprio caráter. Infelizmente, é muito difícil fazer uma reeducação alimentar quando se consomem somente tubérculos e cereais. É preciso usar de astúcia para que seu filho comece a comer hortaliças.

Veja a seguir uma lista de vegetais que geralmente são apreciados. Escolha com seu filho os tipos de preparo que ele prefere e aqueles que ele "concorda em experimentar".

Modos de preparo de alguns vegetais	
Vegetal	**Preparo**
Brócolis	Gratinados; com creme de leite light; em purê, com batata; em torta
Cenoura	Ralada; em purê; na sopa; cozida em fatias com vagem
Aipo	Ralado com molho de iogurte; cozido, em purê
Couve-flor	Gratinada; em salada; na sopa
Abobrinha	Ralada em salada; gratinada; em suflê; na sopa; em purê, com batata
Endívia	Crua em salada; gratinada com peito de peru e molho bechamel light; ao forno com um pouco de queijo ralado
Espinafre	Em creme; refogado; em salada, com tomate e pepino
Vagem	Em salada, com atum e ovos; cozida no vapor, com um pouco de ketchup; na sopa
Alho-poró	Na sopa, com batata; gratinado com peito de peru e molho bechamel light; em torta; refogado
Abóbora	Na sopa; em suflê; gratinada; refogada
Folhas	Em salada, misturadas com cubos de maçã ou de peito de peru
Tomate	Em salada, cortado em rodelas; na sopa; assado

Não se esqueça de oferecer legumes misturados:

- fritada de legumes variados;
- sopa de cenoura com abóbora;
- salada de ervilha com cenoura;
- refogado de cenoura com aipo ralados etc.

Pense também em misturar hortaliças com tubérculos e cereais, que geralmente são apreciados pelas crianças:

- salada de arroz, tomate e milho;
- gratinado de couve-flor com batata;
- purê de cenoura com batata;
- feijão com vagem;
- arroz com abobrinha;
- pão com beringela;
- trigo com legumes picadinhos etc.

Outros conselhos

- O aprendizado dos sabores é muitas vezes árduo. Enfrentamos recusas e as refeições se tornam verdadeiros pesadelos, tanto para a criança quanto para os pais. Mas nem por isso é preciso desistir em face de um apetite seletivo. Não force seu filho a comer e sirva o mesmo legume preparado de outra forma alguns dias mais tarde. Um dia ele se decidirá a experimentar e quem sabe a apreciar.
- Deixe-o experimentar com as mãos ou brincar com o garfo – brincar com a comida dá segurança à criança, que vai se familiarizar com o novo prato e o levará mais facilmente à boca.
- Dê o exemplo, diversificando ao máximo sua alimentação e consumindo legumes em todas as refeições, crus, em sopas ou como prato principal. As crianças imitam facilmente os gestos e comportamentos alimentares dos pais.

- Sirva pratos coloridos e apetitosos. Use a imaginação e crie rostos de palhaço com legumes crus (cenoura ralada, rabanete, tomate-cereja, pepino), milho, ovos em rodelas, ketchup etc. As refeições se tornarão um momento agradável para a criança, que comerá mais facilmente.
- Leve seu filho ao mercado e mostre a ele os diferentes produtos expostos, assim ele vai se familiarizar melhor com os legumes.
- Faça-o participar do preparo das refeições: incentive-o a escolher o cardápio, dê-lhe a "missão" de lavar os legumes ou untar a forma etc. Ele vai ficar orgulhoso por participar do preparo da comida e menos resistente a experimentar o que ele mesmo preparou.

Veja, nas páginas 114, 115, 116, receitas que você pode preparar com as crianças.

O café-da-manhã

O café-da-manhã é uma refeição importante para a criança. Depois de cerca de doze horas em jejum, o organismo precisa "recarregar as baterias". Crianças que não tomam café-da-manhã têm tendência a compensar mais tarde no decurso do dia, geralmente com produtos doces e gordurosos (bolo, chocolate etc.).

Essa refeição deve conter uma porção de leite ou derivado, uma porção de cereal (pão, torradas, cereais matinais), uma fruta ou um copo de suco e, eventualmente, manteiga ou geléia. Sirva a seu filho fatias de pão ou torradas com manteiga ou geléia. Não se esqueça da xícara de leite puro ou com uma colher de achocolatado. Não precisa acrescentar açúcar – os achocolatados já são suficientemente doces.

Se ele preferir cereais matinais, escolha os que contenham menos açúcar e gorduras (o valor nutricional vem indicado na embalagem). Fique atento, pois certas variedades são bastante calóricas, sobretudo aquelas com chocolate.

Limite os pães gordurosos, como croissant, pães com chocolate ou frutas secas, bolos, pastas doces para ser passadas no pão etc. Esses produtos são excessivamente açucarados e gordurosos.

Para o lanchinho da manhã na escola, pense em uma fruta que seja fácil de levar (banana, maçã, tangerina), uma caixinha de suco ou frutas amassadas com mel. Os lanches mais ricos (bolachas, pão ou pão de mel, por exemplo) ficam reservados para os dias em que a criança pratica atividades esportivas.

"Estou sem fome!"

Se seu filho se recusa a tomar café-da-manhã antes de ir para a escola, sirva-lhe um simples copo de leite ou de suco e mande um lanchinho para ele tomar mais tarde durante a manhã – uma caixinha de leite de soja ou suco ou quatro bolachas do tipo água e sal.

O lanche da tarde

O lanche da tarde costuma ser o preferido das crianças, por isso é importante que seja mantido durante a dieta. Só é preciso permanecer atento para que ele não seja muito carregado de açúcar e gorduras.

Como no café-da-manhã, evite na medida do possível bolos, doces e pães gordurosos, que você pode substituir por uma ou duas torradas com mel, geléia ou, de vez em quando, por dois quadradinhos de chocolate.

Não se esqueça de acrescentar um copo de leite puro ou com uma colher de achocolatado. Evite as caixinhas de leite com sabor, pois esses produtos costumam ser mais doces do que convém – é preferível prepará-los em casa.

Se seu filho pratica uma atividade física à noite, você pode servir um lanche mais farto (pão de leite, panqueca feita em casa, bolachas), pois ele vai gastar mais energia.

O lanche deve ser feito à mesa, sem televisão, como as outras refeições.

A merenda escolar

Deve-se deixar a criança comer a merenda servida pela escola quando ela apresenta sobrepeso ou obesidade?

É claro que é mais fácil controlar as refeições feitas em casa, mas a merenda não é incompatível com a dieta. Em uma semana, há somente cinco refeições feitas na escola, num total de catorze refeições, se considerarmos apenas as principais. A vantagem da merenda escolar é que a criança não se sentirá excluída se puder continuar comendo com seus colegas e será menos resistente ao regime.

Infelizmente, as refeições servidas na escola muitas vezes contêm produtos gordurosos: carnes e peixes empanados, nuggets de frango, croquetes, batata frita etc. Há falta de frutas, verduras e derivados do leite. Porém muitas escolas já contam com nutricionistas para elaborar o cardápio da merenda, o que resulta em refeições mais equilibradas para as crianças.

Se seu filho come na escola, é preciso adaptar o jantar para equilibrar as refeições do dia. Assim, procure ter uma cópia do cardápio da merenda da semana – geralmente é distribuído sob pedido.

- Se no almoço ele tiver comido tubérculos ou cereais, sirva no jantar legumes crus ou cozidos.
- Como sobremesa, proponha à noite uma fruta ou uma compota sem adição de açúcar.

Se seu filho gosta de cooperar, peça-lhe que não coma muito pão na escola nem repita o prato.

As refeições feitas em casa

A educação alimentar deve começar em casa. Dê o exemplo diversificando as refeições, limitando os molhos gordurosos, o refrigerante e as guloseimas. Evite estocar alimentos de alto valor energético (pacotes de bolacha, barras de chocolate, saquinhos de bala), sobretudo se ficarem ao alcance da criança.

Refeições feitas em casa		
Refeição	**Prefira**	**Evite**
Entrada	Sopa de legumes; salada de folhas; legumes crus ou cozidos: tomate, pepino, beterraba etc. + um pouco de azeite e vinagre	Entradas à base de massa: pizza, quiche, salgadinhos, torta; frios e embutidos
Prato principal	Carnes magras: frango sem pele; carne moída com pouca gordura; contrafilé (nada de carne à noite antes dos 6 anos; cozinhar com pouca gordura); filé de peixe branco; ovos cozidos, mexidos, poché, omelete Tubérculos ou cereais em alternância com hortaliças (eventualmente com um pouco de ketchup ou molho de tomate)	Nuggets; panquecas com recheio ou cobertura; carnes empanadas; salsicha; lingüiça; hambúrguer Batata frita mais que uma vez por semana; maionese Comer pão se houver tubérculos ou cereais no cardápio

Sobremesa	Iogurte sem açúcar; fruta fresca; compota sem adição de açúcar	Cremes; pudins; sorvete; doces em geral
Bebida	Água sem gás; água aromatizada sem açúcar	Refrigerante; suco de frutas com açúcar; caixinhas de leite com sabor; xaropes (do tipo groselha)

Receitas para crianças

Nono, o palhaço

Tempo de preparo: 5 minutos
Cozimento: 10 minutos
Refrigeração: 1 hora
Rendimento: 4 porções

Ingredientes

2 ovos
1,5 lata de milho em conserva
2 fatias de presunto
6 pepinos em conserva
4 azeitonas verdes sem caroço
4 tomates-cereja

Cozinhe os ovos por dez minutos em água fervente, depois os descasque e deixe esfriar. Abra as latas de milho e escorra a água. Para formar o rosto do palhaço, espalhe o milho em quatro pratos de sobremesa de maneira a obter uma fina camada uniforme. Corte os ovos em rodelas e coloque duas em cada prato, para formar os olhos do palhaço. Corte as fatias de presunto em tirinhas finas e disponha-as no alto de cada prato para formar o cabelo do palhaço. Corte os pepinos ao meio no sentido do comprimento. Coloque uma metade acima de cada rodela de ovo para formar as sobrancelhas e outra metade no meio do prato, para desenhar o nariz. Corte as azeitonas em rodelas e coloque uma sobre cada ovo, para formar as pupilas. Lave os tomates-cereja e corte-os em rodelas. Disponha-as sobre os grãos de milho de modo a formar a boca do palhaço. Coloque os pratos na geladeira por uma hora. Sirva bem frio.

Kissy, a serpente

Tempo de preparo: 5 minutos
Rendimento: 4 porções

Ingredientes
1 lata de palmito
½ lata de minimilho
6 bastões de kani
12 azeitonas verdes sem caroço
4 tomates-cereja

Abra as latas de palmito e minimilho e deixe escorrer bem. Corte o palmito e as espiguinhas em pedaços de mais ou menos 1 cm. Corte os bastões de kani em quatro pedaços. Em quatro pratos, disponha em fileira o palmito, o minimilho, as azeitonas e os pedaços de kani. Forme ziguezagues para dar vida à serpente. Finalize uma das extremidades com duas espiguinhas de milho inteiras, em forma de V (serão a cauda da serpente), e a outra com um tomate-cereja (que será a cabeça). Sirva imediatamente.

Variações: Você pode trocar o minimilho e o palmito por aspargos, rabanetes... Use a imaginação!

Purê do espaço

Tempo de preparo: 15 minutos
Cozimento: 10 minutos
Rendimento: 4 porções

Ingredientes
4 batatas médias (500 g)
500 g de brócolis
200 ml de leite semidesnatado
1 colher (sopa) de creme de leite light
Sal e pimenta-do-reino

Descasque e lave as batatas. Corte-as em cubos e coloque-as junto com os brócolis e a quantidade suficiente de água na panela de pressão. Deixe cozinhar por oito a dez minutos após pegar pressão. Desligue o fogo e espere sair todo o vapor antes de abrir a panela. Passe as batatas e os brócolis no espremedor, adicione o leite, o creme de leite e tempere com sal e pimenta. Sirva a seguir.

Conclusão

A criança não deve seguir uma verdadeira dieta para emagrecer, como um adulto faria. Um regime restritivo pode ter conseqüências desastrosas sobre o comportamento alimentar futuro dela. Trata-se, antes de tudo, de restabelecer o equilíbrio alimentar e estimular a atividade física, a fim de conter o ganho de peso enquanto o crescimento prossegue.

Em caso de obesidade infantil, deve-se procurar ajuda sem demora. Um acompanhamento multidisciplinar (com médico, psicólogo e nutricionista) pode se mostrar bastante eficaz a longo prazo.

2

O adolescente com sobrepeso

A adolescência é uma fase de transição entre a infância e a vida adulta. É uma etapa importante e por vezes difícil para quem a está atravessando – o adolescente deve aceitar as transformações de seu corpo, construir-se psicologicamente, enfrentar a perspectiva da vida adulta e deixar a infância, tão tranqüilizadora, para trás.

É no decurso da puberdade, entre 12 e 15 anos, que as crianças têm saltos de crescimento, sob efeito das modificações hormonais. As necessidades nutricionais aumentam consideravelmente, e os riscos de desequilíbrio alimentar são muito elevados. Os pais contam com esses picos de crescimento para superar o excesso de peso dos filhos. Mas infelizmente, sem modificação nos hábitos alimentares, muitas crianças mantêm o sobrepeso na idade adulta.

Necessidades nutricionais específicas do adolescente

As necessidades nutricionais do adolescente são muito elevadas e estão relacionadas com os saltos de crescimento.

Necessidade calórica diária dos adolescentes			
	Atividade física leve	**Atividade física moderada**	**Atividade física intensa**
Meninos 10-12 anos	2.050 kcal	2.300 kcal	2.550 kcal

13-15 anos	2.450 kcal	2.800 kcal	3.100 kcal
16-18 anos	2.850 kcal	3.200 kcal	3.500 kcal
Meninas			
10-12 anos	1.950 kcal	2.150 kcal	2.400 kcal
13-15 anos	2.300 kcal	2.550 kcal	2.800 kcal
16-18 anos	2.300 kcal	2.550 kcal	2.800 kcal

Fonte: Ingestão nutricional aconselhada, AFSSA, 2000.

Esses valores representam médias, que devem ser adaptadas em função das variantes individuais. As necessidades não são as mesmas todos os dias, e não é preciso se preocupar diante do apetite bastante inconstante do adolescente – ele pode devorar três pratos de massa em uma única refeição e ficar praticamente sem comer no dia seguinte. Esse comportamento, que muitas vezes preocupa os pais, corresponde a necessidades reais, que atingem muitas vezes os mesmos níveis daquelas de um trabalhador braçal. Portanto, propor um regime severo a um adolescente que apresenta excesso de peso é algo completamente absurdo.

As necessidades energéticas vêm acompanhadas de necessidades vitamínicas e minerais elevadas. Uma boa ingestão de cálcio e vitamina D permite que a ossatura seja construída e se consolide – 40% de nosso esqueleto é adquirido durante a adolescência. A absorção e a fixação de cálcio são mais intensas durante esse período. Assim, é preciso insistir na importância dos laticínios, que devem estar presentes em todas as refeições, sob a forma de queijo, leite ou derivados.

As necessidades de ferro aumentam nas meninas a partir das primeiras menstruações. É preciso ficar atento ao consumo regular de carne vermelha, alimento freqüentemente desprezado por elas.

As outras necessidades de vitaminas e minerais serão supridas à medida que as refeições forem estruturadas e equilibradas, com a presença de frutas e legumes a cada refeição, sob a forma de saladas, sopas, gratinados, purês, frutas frescas, compotas etc.

A revolta do adolescente

A adolescência é um período de fragilidade psicológica, no qual o ganho de peso é freqüente. O jovem, que não é mais criança, mas tampouco é adulto, busca se afirmar, tornar-se autônomo, e algumas vezes é por intermédio de suas escolhas alimentares que ele se opõe à autoridade dos pais. Ele recusa qualquer estrutura alimentar, fica enrolando para terminar o prato e logo em seguida ataca a geladeira, come qualquer coisa a qualquer hora do dia ou da noite. Os pais se sentem impotentes diante dessa anarquia alimentar. Esse período de transição é, portanto, às vezes desconcertante para os adultos. Mas o que fazer quando o jovem realmente está com sobrepeso? Como reagir diante de um adolescente que engole tudo que vê pela frente?

- A solução passa pelo diálogo. O adolescente deve iniciar o processo de perda de peso voluntariamente. Proponha-lhe uma ajuda externa se for o caso, com médico, psicólogo, nutricionista etc. Não hesite em conversar sobre o problema. Talvez ele esteja passando por dificuldades na vida sentimental, afetiva ou social. A comida se torna, então, um refúgio, a compensação de uma falta ou uma válvula de escape diante de estresses ou angústias reprimidas.
- Limite as proibições e os "tabus alimentares". Não esconda os pacotes de batata frita nem as barras de chocolate, mas explique a ele que esses alimentos são muito ricos em gorduras e açúcar. Fale também sobre os perigos da obesidade, os sofrimentos psicológicos que o excesso de peso pode gerar e a possibilidade de pôr as coisas em ordem tomando medidas simples.
- Deixe-o administrar sozinho a própria alimentação. Se se tratar de um simples desequilíbrio alimentar, explique a ele o que fazer para equilibrar a alimentação, mas não fique sempre atrás pa-

ra verificar se ele está seguindo suas recomendações. O comportamento alimentar dos adolescentes é freqüentemente influenciado pela turma ou pela moda. Se o jovem com sobrepeso freqüenta restaurantes de fast-food, não o proíba, mas ajude-o a fazer as melhores escolhas possíveis.

Distúrbios alimentares

É na adolescência que podem aparecer certos distúrbios alimentares. Quando o regime toma um aspecto obsessivo, ou quando nunca termina, com o pretexto de que o adolescente continua gordo, há razões para se preocupar. Esses distúrbios sempre refletem um sofrimento, um profundo mal-estar inconfesso.

O adolescente só deve começar uma dieta quando houver realmente excesso de peso. Infelizmente, os jovens de hoje são influenciados pela moda da extrema magreza veiculada pelas revistas e pela televisão, sinônimo de sucesso e felicidade para muitos deles.

Certos sinais podem revelar esses distúrbios, dentre os quais estão a anorexia e a bulimia:

- deturpação da imagem que se tem do próprio corpo: apesar de uma perda considerável de peso, o jovem continua se achando gordo;
- perda de peso significativa em pouco tempo;
- recolhimento em si mesmo: o jovem se isola cada vez mais e recusa refeições em grupo;
- obsessão pela magreza, associada a fortes restrições alimentares;
- anarquia alimentar total: o jovem assalta a geladeira, mas se recusa a fazer as refeições à mesa.

Esses sinais nem sempre são evidentes, pois a alimentação do adolescente já é normalmente anárquica. Os pais costumam ser, aliás, os últimos a se dar conta dos transtornos alimentares dos filhos.

Geração fast-food

O adolescente gosta de comer fora de casa, com jovens de sua idade. O fast-food geralmente é o ponto de encontro, mais freqüentado pelo ambiente que oferece do que pelos pratos ali encontrados. Devemos culpar esse tipo de restaurante pelo aumento da obesidade entre os jovens?

A resposta é não, desde que os adolescentes não o freqüentem em demasia – uma vez por semana parece razoável, no caso de excesso de peso. Se as outras refeições forem bem equilibradas, as conseqüências sobre o equilíbrio nutricional serão mínimas. Além disso, é perfeitamente possível fazer refeições balanceadas em redes de fast-food. Basta saber compor o cardápio de maneira a evitar o excesso de açúcar e de gordura.

Evidentemente, se esses estabelecimentos forem freqüentados diversas vezes na semana, o risco de desequilíbrio alimentar será grande, pois os cardápios não são infinitamente adaptáveis e as tentações são grandes. Veja a seguir um guia para que se possa fazer bom uso do fast-food.

Sanduíches

Em primeiro lugar está o sanduíche. De hambúrguer, frango ou peixe empanado, há muitas maneiras de pedi-lo: com queijo derretido, bacon, presunto, cebola, picles, molhos os mais variados etc. Em geral, o valor calórico do sanduíche aumenta com grande velocidade assim que ele sobe um "degrau" – alguns podem conter até três hambúrgueres e mais de seiscentas calorias. Eu sempre me questiono como é possível comer um sanduíche desse tamanho sem desmoroná-lo.

O mais sensato é escolher um sanduíche simples, que terá os seguintes valores energéticos:

- 257 calorias o hambúrguer simples, sem queijo;
- 310 calorias o cheeseburger.

Nuggets

Podem se integrar facilmente ao cardápio, contanto que o adolescente se contente com seis unidades.

Valor energético dos nuggets de frango	
Seis unidades	236 kcal
Dez unidades	393 kcal
Doze unidades	471 kcal

Não esqueça que os molhos que acompanham os nuggets adicionam um suplemento calórico.

Valor energético dos molhos para nuggets	
Molho agridoce	45 kcal
Molho barbecue	46 kcal
Molho caipira	50 kcal
Molho de mostarda	52 kcal

É melhor escolher apenas uma porção de molho, para evitar excessos.

Saladas

As saladas (hortaliças + carne + queijo) têm o mesmo valor energético que os sanduíches mais simples – cerca de trezentas calorias por porção, sem contar o molho. Elas têm, entretanto, a vantagem de conter maior quantidade de fibras, vitaminas e minerais. Os molhos para tempero trarão cem calorias adicionais.

As saladas simples (hortaliças unicamente) são muito menos calóricas, mas não podem constituir o elemento de base da refeição.

Fritas

Uma porção de fritas pode complementar um hambúrguer simples ou uma salada sem causar muito estrago, contanto que se escolha a pequena.

Valor energético da batata frita	
Pequena	200 kcal
Média	290 kcal
Grande	410 kcal

Se o adolescente gosta de comer batata frita com algum molho, é melhor dar preferência ao ketchup ou à mostarda.

Bebidas

O jovem deve dar preferência à água com ou sem gás, aos sucos pequenos ou aos refrigerantes light. As outras bebidas fornecem um acréscimo calórico.

Preste atenção nas águas aromatizadas – algumas contêm quantidade significativa de açúcar.

Valor energético de algumas bebidas servidas nos fast-foods	
Refrigerante grande	280 a 360 kcal
Refrigerante médio	200 a 260 kcal
Refrigerante pequeno	120 a 160 kcal
Refrigerante light	0 kcal
Suco de laranja grande	370 kcal
Suco de laranja médio	270 kcal

Suco de laranja pequeno	160 kcal
Água mineral aromatizada com adição de açúcar (330 ml)	75 kcal
Água mineral natural (com ou sem gás)	0 kcal

Sobremesas

As frutas e os iogurtes chegaram às redes de fast-food nos últimos anos, o que facilita a escolha da sobremesa quando se deseja terminar a refeição com algo mais leve. Devem-se evitar os sorvetes, os milk-shakes e as tortas, sobretudo se a refeição tiver sido composta por hambúrguer, fritas e refrigerante.

Valor energético de algumas sobremesas servidas nos fast-foods	
Sundae de chocolate	300 kcal
Sundae de caramelo	300 kcal
Sundae de morango	270 kcal
Milk-shake grande (em média)	400 kcal
Torta de maçã	240 kcal
Torta de banana	230 kcal
Iogurte com frutas	180 kcal
Salada de frutas (em média)	80 kcal

Que combinação escolher?

As combinações grandes (sanduíche completo + porção grande de fritas + refrigerante grande) estão evidentemente fora de questão. Para ser equilibrado, o cardápio deve conter:

- um tubérculo ou cereal: pão ou fritas;
- uma carne: nuggets, salada completa ou sanduíche;

- um laticínio: iogurte, queijo na salada ou no sanduíche;
- uma hortaliça: fruta, salada ou eventualmente suco;
- uma bebida: água ou refrigerante, de preferência light.

Exemplos de cardápio equilibrado			
Cardápio 1	**Cardápio 2**	**Cardápio 3**	**Cardápio 4**
Hambúrguer simples Batata frita (pequena) Salada de frutas Água com gás	Cheeseburger Porção pequena de hortaliças com molho Iogurte com frutas Refrigerante light	Salada completa com frango Batata frita (pequena) Salada de frutas Água mineral	6 nuggets de frango + uma porção de molho Batata frita (pequena) Iogurte com frutas Refrigerante light
540 calorias	590 calorias	580 calorias	670 calorias

Os cardápios 1, 2 e 3 podem ser inseridos em uma dieta de 1.800 calorias, enquanto o 3 deve preferencialmente inserir-se em um regime de duas mil calorias (veja propostas de dieta para adolescentes nas páginas 129 e 130).

Após uma ida ao fast-food, deve-se programar uma refeição mais leve, para compensar o excesso de açúcar e gorduras. O cardápio deve ser composto de:

- verduras cruas ou uma sopa de legumes como entrada;
- uma carne magra, um peixe ao forno ou fatias de peito de peru;
- tubérculos ou cereais com um pouco de gordura (massa com molho de tomate, por exemplo);
- um derivado do leite simples: iogurte natural, queijo branco ou outro;
- eventualmente uma fruta.

As bebidas e os adolescentes

É preciso ficar bem atento às bebidas consumidas pelos adolescentes, que podem acrescentar seiscentas ou até mesmo oitocentas calorias por dia, o equivalente a uma refeição completa.

Bebidas com adição de açúcar

Primeiramente, é preciso banir as bebidas açucaradas.

Valor energético de algumas bebidas com adição de açúcar	
1 lata de Coca-Cola	148 kcal
1 caixinha de leite achocolatado (200 ml)	185 kcal
1 copo de suco (200 ml)	100 kcal (em média)

Essas bebidas contêm grande quantidade de açúcar, representando, assim, calorias adicionais. Essa ingestão energética na forma líquida é mal contabilizada pelo organismo e altera os mecanismos que regulam a fome e a sensação de saciedade. Portanto, é mais interessante "comer" calorias do que "bebê-las".

As bebidas que devem ser privilegiadas são as que contêm pouca ou nenhuma caloria:

- água sem gás;
- água gaseificada;
- águas aromatizadas, com ou sem gás (sem adição de açúcar).

Nas prateleiras de águas minerais dos supermercados, encontra-se atualmente grande diversidade de águas aromatizadas, com ou sem gás e açúcar. Essas bebidas permitem que aqueles que rejeitavam a água possam redescobri-la. Entretanto, as versões com adição de açúcar podem acrescentar grande ingestão calórica, que é preciso levar em conta.

Devemos considerar as águas aromatizadas com adição de açúcar águas minerais ou bebidas doces? Tudo depende do consumo que se fizer. Se for um consumo racional, essas bebidas podem ser uma boa alternativa aos refrigerantes e outras bebidas muito doces, mas não se pode de maneira alguma substituir a água natural por elas.

Os sucos de frutas, mesmo sem adição de açúcar, contêm tantas calorias quanto os refrigerantes, mas têm a vantagem de fornecer vitaminas e minerais dos quais o adolescente, em pleno crescimento, tem muita necessidade.

Valor energético dos sucos de frutas (por 100 ml)	
Suco de uva	70 kcal
Suco de maçã	60 kcal
Suco de pêssego	60 kcal
Suco de abacaxi	55 kcal
Suco de toranja	42 kcal
Suco de laranja	42 kcal

Não é raro que um adolescente consuma um litro de suco de frutas por dia, ou seja, uma ingestão suplementar de 420 a setecentas calorias. Os sucos devem ser consumidos pensando-se na equivalência de uma fruta para um copo de suco, para evitar os excessos.

Álcool

A ingestão de bebidas alcoólicas costuma se iniciar entre os adolescentes durante festas ou em bares, com os amigos, ou em casa, com os pais.

Em casa, não se deve nunca encorajar um jovem a tomar vinho ou cerveja, pois ele estará descobrindo o álcool muito cedo. Se ele sai com freqüência à noite, alerte-o contra os perigos do consumo exagerado de álcool, mesmo que se trate de simples cervejas. As bebidas alcoólicas são, além disso, ricas em calorias, por conta do açúcar e do álcool.

Há alguns anos, apareceu uma nova geração de bebidas: as misturas de álcool com sucos ou refrigerante, bem doces, cujo teor alcoólico varia de 4% a 8%. Essas novas bebidas da moda, por vezes bastante coloridas, são muito valorizadas entre os jovens. Com seus nomes sedutores, são consumidas como água.

Os pais devem estar cientes dos perigos dessa nova geração de bebidas, que é preciso considerar como bebidas alcoólicas. Elas são parte integrante da alcoolização dos jovens, bem como da banalização do uso do álcool.

A dieta do adolescente

Como já mencionado, as necessidades nutricionais são bastante variáveis durante a adolescência, por isso proponho aqui duas dietas diferentes:

- uma de 1.800 calorias, para meninos e meninas de 12 a 13 anos e moças de 16 a 18 anos;
- outra de duas mil calorias, para meninos de 13 a 18 anos e meninas de 13 a 15 anos.

A escolha dos alimentos deve ser orientada de forma a evitar o excesso de gordura e açúcar. Volte à página 84 ("A dieta hipocalórica clássica") para conhecer os alimentos que devem ser privilegiados e aqueles que devem ser evitados. Ali, você também vai encontrar um sistema de equivalência para os tubérculos e cereais, as carnes e os derivados do leite.

É possível que esses regimes se revelem muito severos ou permissivos demais, pois as necessidades nutricionais dos adolescentes variam em função da atividade física e dos saltos de crescimento, que se realizam em diferentes idades conforme o indivíduo. As quantidades devem, portanto, ser adaptadas em função dos resultados de emagrecimento obtidos.

Proposta de dieta de 1.800 calorias Distribuição entre as refeições do dia	
Café-da-manhã	150 ml de leite semidesnatado 40 g de cereal matinal (com pouco açúcar) 1 copo (200 ml) de suco de frutas
Almoço	100 g de vegetais crus 100 g de carne ou equivalente 150 g de tubérculos ou cereais + 1 pouquinho de manteiga 1 derivado do leite 1 fruta 25 g de pão (Óleo: 1 colher (sopa) no máximo)
Lanche da tarde	150 ml de leite semidesnatado ou equivalente 20 g de bolachas (três bolachas de água e sal)
Jantar	50 g de carne ou equivalente 1 porção (200 g) de vegetais 150 g de tubérculos ou cereais + 1 pouquinho de manteiga 1 derivado do leite 25 g de pão (Óleo: 1 colher (sopa) no máximo)

Proposta de dieta de duas mil calorias Distribuição entre as refeições do dia	
Café-da-manhã	150 ml de leite semidesnatado 50 g de pão

	1 pouquinho de manteiga 1 copo (200 ml) de suco de frutas
Almoço	100 g de vegetais crus 100 g de carne ou equivalente 150 g de tubérculos ou cereais + 1 pouquinho de manteiga 1 derivado do leite 1 fruta 25 g de pão (Óleo: 1 colher (sopa) no máximo)
Lanche da tarde	150 ml de leite semidesnatado 30 g de cereal matinal (com pouco açúcar)
Jantar	100 g de carne ou equivalente 1 porção (200 g) de vegetais 150 g de tubérculos ou cereais + 1 pouquinho de manteiga 1 derivado do leite 1 fruta 25 g de pão (Óleo: 1 colher (sopa) no máximo)

Para evitar as tentações, procure:

- encher a geladeira de frutas e derivados do leite com baixo teor de gordura (iogurte natural ou com adoçante, queijo branco etc.);
- acabar com o estoque de pacotes de salgadinhos e bolachas;
- comprar refrigerantes na versão light;
- trocar o bolo do café-da-manhã por pão de forma ou torradas;
- escolher cereais matinais simples (do tipo flocos de milho sem açúcar);
- cozinhar com pouca ou nenhuma gordura, privilegiando o cozimento no vapor, os grelhados, os assados etc.;
- limitar os petiscos e as refeições fora de casa.

Conclusão

Como as necessidades nutricionais dos adolescentes são bem elevadas, uma dieta clássica, em caso de sobrepeso, seria restritiva demais. Na maioria das vezes, basta corrigir os principais erros alimentares – o hábito de beliscar guloseimas, tomar refrigerante em excesso, fazer refeições mal estruturadas etc. Entretanto, uma obesidade que surge na pré-adolescência deve ser levada a sério. Não se pode pensar que o crescimento cuidará de arrumar as coisas. O que se nota com freqüência é que, sem mudança nos hábitos alimentares, a obesidade evolui pouco a pouco para se mostrar real na idade adulta.

3

A dieta na esfera masculina

A sociedade muda e os homens também – são cada vez mais numerosos os que cuidam da aparência, se preocupam com a alimentação e se interessam pelas dietas da moda. Hoje em dia, o corpo esportivo e musculoso é valorizado, em detrimento dos pneuzinhos e da barriguinha, que revelam sedentarismo e excessos à mesa.

Foi então que eles decidiram reagir – testam o último regime da moda junto com a mulher, freqüentam academias, lêem nas revistas femininas os artigos que tratam de alimentação etc. Pareceu-me, portanto, indispensável consagrar a eles um capítulo e dar conselhos adaptados às atividades e necessidades nutricionais masculinas.

Enfim, um regime para vocês, senhores!

Quando é ele que engorda

Geralmente, o homem não engorda antes dos 30 anos. Até essa idade, ele come tudo que quer sem ganhar um só grama. Quando passa a ter uma vida mais estabilizada (geralmente após o casamento), os quilos vão lentamente se acumulando, ano após ano, até o dia em que ele percebe que não entra mais no terno do casamento e que está vestindo tamanho 46.

Vários fatores podem explicar esse ganho de peso – a redução da atividade física, o excesso nas refeições, situações específicas, como parar de fumar, e algumas vezes tudo isso junto.

Uma dieta para ele

O homem possui uma vantagem em relação à mulher: emagrece mais rápido que ela. Essa é uma das desigualdades entre os sexos. Por ser mais musculoso, mesmo em repouso ele tem mais necessidades energéticas e queima, portanto, mais rapidamente as calorias ingeridas, até mesmo dormindo!

Assim, para o homem pode ser proposta uma dieta mais maleável, que busca primeiramente corrigir os erros alimentares. Eliminando esses erros e retomando uma atividade física regular, em regra ele perderá os quilinhos em excesso.

Os erros alimentares mais freqüentes

Seu café-da-manhã se resume a uma xícara de café.

Ao acordar, você não sente necessidade de comer, então toma só um cafezinho e, às dez horas, para aliviar a sensação de estômago vazio, come uma fatia de pão e uma barra de chocolate. Talvez sua falta de fome venha do fato de que, na noite anterior, você fez um jantar farto. Tente reduzir a refeição da noite e conseguirá tomar com mais prazer o café-da-manhã. Se realmente não conseguir comer nada sólido, leve um lanchinho mais equilibrado para saciar a fome do meio da manhã – uma fruta e três ou quatro bolachas de água e sal. Evite bolos e chocolates, muito doces e gordurosos.

Seu almoço consiste muitas vezes em um pedaço de torta ou um misto quente.

Você não pode fazer uma refeição completa no almoço, e a fórmula sanduíche + bebida lhe parece muito conveniente. Varie seu sanduíche e prefira os de peito de peru, frango ou atum, sempre com salada. Para beber, peça água com ou sem gás, suco ou refrigerante light. Atenção: o sanduíche é rapidamente digerido, e você certamente terá fome no final da tarde. Para evitar a sensação de fome, que leva irresistivelmente à vontade de beliscar, faça um lanche à tarde – por exemplo, chá ou café, fruta ou iogurte, pão com manteiga.

Você toma muitos cafezinhos com açúcar.

Para estar mais atento durante o dia todo, você toma vários cafezinhos, tanto em casa como no trabalho. Pense em reduzir o açúcar – se você põe duas colherzinhas em cada xícara, ingere 180 calorias adicionais se tomar quatro cafés por dia. Outra possibilidade é usar um adoçante, se você não conseguir tomar café sem açúcar.

Você come muito pão no jantar.

Se você não consegue conceber um jantar sem pão, não se preocupe – não é preciso suprimi-lo completamente. Na verdade, o pão é um alimento que se integra perfeitamente ao equilíbrio nutricional. Tente simplesmente limitar seu consumo a duas ou três fatias por refeição, ou seja, uns cinqüenta gramas. Para evitar as tentações, coloque na mesa somente a quantidade necessária e não coma na mesma refeição diversos alimentos que normalmente são acompanhados de pão (frios, queijos, patês, pratos com molho etc.).

Você come muito queijo.

Você não resiste a um bom queijo? Comece limitando aqueles mais gordurosos – os que apresentam teor de gordura superior a 45%. Se as versões light o desagradam, pode continuar consumindo as integrais – o mais importante é limitar a quantidade e se sentir satisfeito com um pedaço médio. O ideal é se servir de uma única porção (de trinta a quarenta gramas, no máximo) e evitar que os queijos permaneçam à mesa. Se você colocar queijo ralado na massa, escolha um derivado de leite menos gorduroso como sobremesa – iogurte desnatado, por exemplo.

Você adora frios e embutidos.

Você gosta de comer algumas rodelas de salame ou mortadela como aperitivo? Esse hábito não o ajudará a perder seus quilinhos extras. Reserve essa entrada para o domingo. Se você costuma preparar com freqüência lingüiças ou outros embutidos, lembre-se de que eles podem ser cozidos sem acréscimo de gordura, tanto no forno quanto na frigideira. E por que você não começa a comer vegetais? Uma salada, legumes cozidos ou um bom prato de sopa será mais sensato para começar seu regime.

Você bebe muito vinho ou cerveja às refeições.

Concordo com você – nada melhor que uma taça de vinho para acompanhar um bom prato. Mas cada taça tem cerca de cem calorias, e uma garrafa de 750 ml tem mais de quinhentas. Parece, portanto, indispensável limitar o vinho a fim de não comprometer a dieta. Você deverá determinar seu limite para não se sentir frustrado. Quanto à cerveja, cada lata contém 350 ml e cerca de 150 calorias. Existem cervejas light, mas não são uma solução milagrosa – uma lata de 350 ml fornece cerca de cem calorias. Limite a quantidade e privilegie a água com ou sem gás durante as refeições. Reserve o vinho ou a cerveja para o fim de semana.

Você toma um aperitivo todas as noites.

As bebidas alcoólicas, assim como os petiscos que acompanham, são perigosas para a silhueta. Convido você a ler o parágrafo sobre aperitivos no capítulo consagrado ao *bon vivant* (página 229). Reserve-os para ocasiões especiais, em refeições entre amigos ou comemorações em família. Sirva-se de um só copo de bebida e fuja das bolachinhas salgadas, das azeitonas e dos amendoins. Não somente são ricos em calorias, mas ainda tendem a tirar o apetite.

Você gosta de pratos com molho.

Seus pratos prediletos são estrogonofe e camarão com catupiry? Saiba que nem todos os molhos são gordurosos e que não é necessário banir essa preparação no período do regime. Evite simplesmente os molhos muito gordurosos – maionese, molhos com creme de leite, catupiry, pesto etc. Um estrogonofe não será tão calórico se a gordura da carne for retirada e no preparo for usado pouco óleo e creme de leite light. Um último conselho: alterne as formas de preparo para evitar excessos e privilegie aquelas que utilizam pouca ou nenhuma gordura, como no grill, no forno, na churrasqueira etc.

Você prefere tubérculos e cereais a vegetais.

Você raramente come vegetais, pois acha que eles não saciam? Saiba que você pode prepará-los de diversas maneiras: sopas, purês, suflês, gratinados, fritadas de legumes, saladas etc. Você pode associá-los a tubérculos e cereais para constituir uma refeição completa. Para evitar a fome quando as refeições não contiverem tubérculos e cereais, basta completá-la com um pedaço de pão. Se você é absolutamente contra verduras e legumes, compense com frutas e sucos. Os tubérculos e cereais não engordam se ingeridos em quantidade moderada e cozidos com pouca gordura. Prefira massas com molho de tomate, batatas cozidas no vapor, arroz integral e grãos no lugar de batatas fritas, sautées, massas com molho branco etc.

Situações particulares

Ex-fumantes

Ex-fumantes costumam engordar, por várias razões:

- A nicotina, principal alcalóide do tabaco, aumenta o metabolismo basal. No fumante, o consumo energético é 6% superior em situação de repouso e 12% em exercício. Uma pessoa que fuma um maço de cigarros por dia gasta por volta de duzentas calorias a mais diariamente. Quando pára de fumar e continua com a mesma alimentação, o ganho de peso é inevitável.

- O metabolismo basal, ativado pela nicotina, induz um peso mais baixo. Estima-se que os fumantes tenham peso de três a quatro quilos inferior ao que teriam se não fumassem. Quando param de fumar, voltam naturalmente ao "peso normal".
- O abandono do tabagismo é acompanhado pela modificação da secreção de insulina. Observa-se, então, um aumento da sensação de fome, bem como um retardamento da sensação de saciedade no momento das refeições, o que leva ao aumento da ingestão alimentar.
- Quando se pára de fumar, a sensação de fome violenta aparece com mais freqüência, pois o efeito de diminuição da fome exercido pela nicotina desaparece. O ex-fumante tem maior tendência a beliscar entre as refeições e a repetir o prato.
- O estado de nervosismo ou de ansiedade provocado pela falta da nicotina acarreta verdadeiras compulsões (desejo irresistível de comer). A supressão do próprio gesto de fumar induz a uma sensação de falta, que freqüentemente é compensada pelo consumo de balas e chicletes, levando ao excesso de açúcar.
- Os fumantes têm, em geral, uma alimentação bastante desequilibrada, com falta de fibras e de cálcio e excesso de gorduras. Eles têm, portanto, que aprender a estruturar melhor as refeições para manter o peso estável após abandonarem o cigarro.
- Os ex-fumantes reencontram o sabor dos alimentos, que estava sendo camuflado pelo tabaco, o que sem sombra de dúvida é um ponto positivo – porém esse paladar redescoberto aguça o apetite.

E o que fazer para evitar o ganho de peso quando se pára de fumar?

- Em primeiro lugar, não espere engordar sete ou oito quilos para reagir! Isso não significa que seja preciso começar um regime estrito assim que você parar de fumar. Seria muito difícil administrar ao mesmo tempo o regime e o abandono do cigarro. Às vezes, basta que você encontre um melhor equilíbrio alimentar e compense a falta da nicotina com outra coisa que não a comida. Veja o capítulo sobre a dieta hipocalórica clássica (página 84) para aprender a estruturar suas refeições e o capítulo "O adepto do beliscar" (página 186) para administrar as compulsões pelo açúcar.
- Beba pelo menos 1,5 litro de água por dia – água com ou sem gás, natural ou aromatizada (sem adição de açúcar), chás, café mais fraco, com pouco ou nenhum açúcar. Evite álcool, refrigerantes e outras bebidas doces.
- Faça uma atividade física regular, que servirá para você se descontrair e ainda manter o peso estável. Sempre que possível, deixe de lado o elevador e prefira a escada, faça passeios ao ar livre nos fins de semana etc.
- Evite situações de risco logo após ter abandonado o cigarro – *happy hours*, intervalos para o cafezinho ao longo do dia –, que geralmente permanecem como momentos associados ao cigarro no espírito do ex-fumante. Para evitar fumar, você atacaria com maior facilidade as bolachinhas salgadas ou doces que estão presentes nesses momentos.
- Aproveite a redescoberta do paladar para saborear verduras cruas, peixes e carnes grelhadas. Você vai sentir cada vez menos necessidade de realçar os sabores acrescentando molhos e condimentos.
- À mesa, sirva-se de porções moderadas e evite comer na mesma refeição pratos muito calóricos (frios, frituras, doces etc.).
- Faça um lanche à tarde – uma fruta, um derivado do leite, uma bebida quente. Esse lanche vai substituir a pausa para fumar.
- Não abuse dos chicletes sem açúcar, que tendem a abrir o apetite, pois ativam a secreção de sucos gástricos. Quanto às balas

sem açúcar, podem até ajudar, desde que não sejam consumidas com exagero.

Ex-atletas

Entre os esportistas de alto nível, parar de treinar e de competir representa uma situação de risco evidente no que se refere ao ganho de peso. As necessidades energéticas caem com a diminuição da atividade física, e é preciso adaptar a alimentação a um nível de atividade mais moderado.

De fato, a atividade física aumenta significativamente o consumo energético. Eis alguns exemplos de gasto de energia em função da atividade praticada (valores médios):

Consumo energético por atividade esportiva	
1 hora de natação	600 a 800 kcal
1 hora de corrida moderada	400 a 500 kcal
1 hora de tênis	400 a 500 kcal
1 hora de musculação	300 kcal
1 hora de caminhada	150 a 250 kcal

Agora é possível compreender melhor por que, quando os esportistas param os treinos e as competições, as necessidades energéticas caem vertiginosamente. É absolutamente necessário adaptar a ingestão alimentar de forma a manter o peso estável, conservando ao mesmo tempo a massa muscular.

Para isso, é fundamental adotar uma boa higiene de vida:

- Mantenha uma atividade física moderada, mas regular: corrida leve, tênis etc., duas ou três vezes por semana.
- Faça três refeições por dia e evite beliscar.
- Limite o álcool aos fins de semana e às festas.

- Fique atento aos sinais de fome e de saciedade.
- Limite as gorduras do cozimento e do tempero, o açúcar e as bebidas doces.
- Privilegie as carnes magras, os peixes, os derivados do leite com baixo teor de gordura, as frutas e as hortaliças.
- Continue consumindo tubérculos e cereais em todas as refeições, mas em quantidade moderada.
- Consuma de cem a 125 gramas de carne ou peixe e também um derivado do leite a cada refeição, para evitar a perda de massa muscular.

Derrubando mitos

Antes que você comece sua dieta, vamos restabelecer a verdade sobre alguns mitos que estão bem enraizados no espírito de muitos.

"Peixe é menos nutritivo que carne."

FALSO

O peixe foi por muito tempo relegado a segundo plano, bem longe da carne, que era o alimento nobre por excelência. Hoje, reencontrou seu lugar no centro de nossa alimentação, com toda justiça – contém quantidades de proteínas similares às da carne e de excelente qualidade. Na maioria das vezes é menos gorduroso que a carne e, quando é "gordo", trata-se de gorduras benéficas ao sistema cardiovascular, ácidos graxos insaturados preciosos para as artérias. Portanto, coloque peixe em seu cardápio, duas ou três vezes por semana.

"Carne branca é menos nutritiva que carne vermelha."

FALSO

A carne branca é tão nutritiva quanto a vermelha. Tem a mesma quantidade de proteínas, ou até mais em alguns casos, como coelho e peru. Essas proteínas são de excelente qualidade, tanto quanto as da carne vermelha. O alto teor de proteína permite se saciar rapidamente e de forma durável. A carne branca é freqüentemente menos gordurosa que a vermelha, sobretudo se não for consumida com a pele, no caso das aves.

"Grãos são alimentos pobres."
FALSO

Os grãos continuam tendo essa imagem ruim, mas são alimentos muito interessantes do ponto de vista nutricional. Pobres em gorduras, fornecem proteínas vegetais, glicídios complexos, magnésio, fibras etc. São, portanto, alimentos muito saudáveis, que devem ser privilegiados em períodos de dieta. Atenção: os grãos entram na categoria dos cereais.

"Cerveja hidrata."
VERDADEIRO e FALSO

A única bebida da qual o organismo realmente tem necessidade é a água. A cerveja é refrescante e possui propriedades diuréticas por sua riqueza de potássio, mas nem por isso deixa de ser uma bebida alcoólica, que apresenta quantidade significativa de calorias, o que não pode ser negligenciado. Ela realmente hidrata, pois, como qualquer bebida, fornece líquido ao corpo, mas nenhuma bebida pode rivalizar com a água, que será sempre a única indispensável ao organismo.

"Beber água durante a atividade física atrapalha o desempenho."
FALSO

Muitos esportistas evitam beber água durante o exercício, no jogo ou competição, pois acreditam que isso atrapalha o desempenho. Eles esperam o fim do jogo para se reidratar. Essa crença é absolutamente sem fundamento e essa prática é totalmente desaconselhada. Beber água durante o treino ou competição evita as cãibras ocasionadas pela desidratação. Aliás, estudos recentes demonstraram que a hidratação durante a competição ajuda a manter os níveis de resistência e condicionamento físico em índices otimizados. Não se trata de tomar uma garrafa a cada intervalo de jogo, mas é preciso beber pequenos goles várias vezes durante a competição, para manter um nível de hidratação correto.

Na prática

Como as necessidades energéticas dos homens são mais elevadas que as das mulheres, você verá a seguir uma distribuição alimentar ligeiramente diferente – as quantidades de tubérculos e cereais e de pão são maiores. Entretanto, no que se refere à escolha dos alimentos, as recomendações são as mesmas para ambos os sexos. Consulte, na página 88, o quadro de comparação nutricional de diferentes alimentos que pertencem ao mesmo grupo para saber quais escolher.

Distribuição diária	
Café-da-manhã	Café ou chá + 1 colherzinha de açúcar + leite semidesnatado 2 a 3 fatias (70 g) de pão 1 pouquinho de manteiga 1 copo de suco de frutas sem açúcar
Almoço	1 porção de hortaliças cruas + vinagre e azeite 100 a 125 g de carne ou equivalente 200 g de tubérculos ou cereais cozidos 1 derivado do leite 1 fruta (É permitida ½ taça de vinho)
Jantar	1 prato de sopa de legumes ou hortaliças cruas + vinagre e azeite 100 a 125 g de carne ou equivalente

	Legumes cozidos à vontade 30 g de queijo ou 1 derivado do leite 1 fruta 1 pão francês

Preste atenção na quantidade de gordura usada para cozinhar e temperar. Você pode utilizar as equivalências entre tubérculos, cereais e pão para adaptar o cardápio a seus hábitos alimentares.

Conclusão

Os homens podem seguir a mesma dieta que as mulheres. Para emagrecer no mesmo ritmo, eles devem simplesmente aumentar a quantidade de tubérculos, cereais e pão, pois suas necessidades energéticas são superiores. Podem também tomar um pouco de vinho às refeições, mas de forma racional.

4
O ganho de peso na gravidez

A gravidez é um momento privilegiado, decisivo na vida da futura mamãe, que se prepara para acolher um novo ser no seio do casal. Sob efeito das alterações hormonais, o corpo se transforma progressivamente, para que o feto se desenvolva com harmonia. As taxas diferenciadas de hormônio favorecem o estoque de gordura na parte inferior do corpo (quadril, nádegas, ventre) e são responsáveis pelos picos de fome que surgem de repente durante a gravidez. Após uma ou várias gestações, é comum observarmos um significativo ganho de peso em mulheres que antes tinham peso inferior ao ideal.

Durante os nove meses da gravidez, qualquer regime restritivo está fora de questão, por causa das necessidades específicas exigidas para o desenvolvimento do feto. Entretanto, é preciso limitar o ganho de peso, sobretudo se o peso inicial já era superior ao ideal. As grávidas precisam guardar bem o seguinte: Não é preciso comer por dois, mas duas vezes melhor!

O ganho de peso normal durante a gravidez

O ganho de peso aconselhado durante a gravidez (para uma mulher de peso normal) é de nove a doze quilos, que correspondem a:

- aumento do volume sanguíneo;
- peso do bebê;

- desenvolvimento da placenta e do útero;
- formação do líquido amniótico;
- retenção de água;
- aumento das glândulas mamárias;
- reservas maternas.

É esse último parâmetro, as reservas maternas, que determina o ganho de peso total. Se o peso inicial for superior ao ideal, pode-se limitar o ganho de peso sem prejudicar o crescimento do feto, reduzindo as reservas maternas. Nesse caso, a dieta deve ser perfeitamente equilibrada para evitar qualquer carência nutricional, seja de cálcio, ferro ou vitaminas.

Necessidades nutricionais específicas da gravidez

A gravidez implica necessidades nutricionais específicas, que possibilitam o bom desenvolvimento do feto e preservam as reservas nutricionais da futura mamãe. Quando essas necessidades não são supridas pela alimentação, o bebê as extrai das reservas da mãe, provocando, assim, certos transtornos para a mulher. Por exemplo, a ingestão insuficiente de cálcio durante a gravidez pode provocar cárie, pois o feto extrai o cálcio dos dentes da mãe.

Primeiro trimestre

As necessidades não aumentam realmente no primeiro trimestre – trata-se simplesmente de estar atenta a um bom equilíbrio alimentar. Entretanto, é nessa fase que o corpo constitui reservas de gordura (na forma de celulite!) por conta das necessidades expressivas do último trimestre. Os hormônios, cuja taxa sobe bastante, favorecem o estoque de gordura, e é preciso adotar bons hábitos: evitar bebidas com adição de açúcar e o excesso de gordura, limitar os petiscos etc.

Segundo e terceiro trimestres

As necessidades energéticas aumentam respectivamente por volta de duzentas e trezentas calorias por dia. A futura mamãe deverá, então, ampliar a ingestão calórica sob a forma de derivados do leite, por causa das necessidades crescentes de cálcio e proteína.

As necessidades de ferro também aumentam. Ainda que seja difícil suprir essas enormes exigências apenas com a alimentação, é aconselhado comer carne vermelha (bem passada) duas vezes por semana, e um suplemento medicamentoso se encarrega de suprir o restante das necessidades de ferro.

Necessidades específicas na gravidez (a partir do quinto mês)

Alimentos	Quantidade		Interesse nutricional
	Grávida com peso normal	Grávida com sobrepeso	
Leite semidesnatado	250 ml + 2 derivados do leite	125 ml + 2 ou 3 derivados do leite	Ingestão de cálcio e proteína. Em caso de sobrepeso, escolher laticínios desnatados e limitar o queijo a uma porção por dia.
Queijo	60 g	30 g	
Carne ou equivalente	100 g no almoço e no jantar	100 g no almoço e no jantar	Ingestão de proteína, ferro e vitaminas do grupo B. Variar as carnes e alternar com peixes e ovos.
Tubérculos ou cereais cozidos	150 g por refeição	150 g de cereais *ou* 50 g de pão por refeição	Fontes de glicídios complexos, fornecedores de energia. Em caso de sobrepeso, fazer equivalências entre pão e tubérculos ou cereais.
Pão	150 g por dia		

Hortaliças	400 g por dia	400 a 500 g por dia	Fontes de vitaminas, fibras e minerais. Devem estar presentes em todas as refeições, cruas, cozidas ou na sopa.
Frutas	300 a 400 g por dia	300 a 400 g por dia	Fontes de vitamina C, fibras, antioxidantes etc.
Manteiga	20 g	10 g	Fonte de vitamina A, mas também de gorduras saturadas. Limitar a 10 g em caso de sobrepeso (ou escolher manteiga ou margarina light).
Óleo	25 g por dia	10 g por refeição	Ingestão de ácidos graxos insaturados. Limitar frituras e molhos gordurosos em caso de sobrepeso. Variar os óleos.
Açúcar	30 g	0	Alimento que dá apenas prazer, para consumir com moderação.
Bebidas	2 l	2 l	Privilegiar água sem gás. Evitar álcool e bebidas com açúcar. Limitar chá e café fortes.

O cálcio na berlinda

Nunca é demais insistir sobre a importância do cálcio durante a gravidez. A necessidade diária é de 1.200 miligramas, o que corresponde ao consumo de quatro ou cinco derivados do leite por dia.

1 derivado do leite = 1 copo de leite semidesnatado
= 1 pote de iogurte
= 100 g de queijo branco com máx. 20% de gordura
= 30 g de queijo com máx. 45% de gordura
= leite no preparo de um prato (purê, molho bechamel etc.)
= queijo ralado sobre massas ou legumes

Para quem não consome leite e derivados

Se você não toma leite, mas gosta de queijo, privilegie os de massa cozida, ricos em cálcio (prato, gruyère, emmenthal, parmesão etc.). Consuma trinta gramas por refeição.

Você também pode beber águas minerais ricas em cálcio, cujo teor está indicado na garrafa. Compare os rótulos e escolha aquelas com grandes doses dessa substância.

Por fim, diga a seu ginecologista que você não consome derivados do leite – ele vai lhe receitar um suplemento.

A manteiga e o creme de leite são laticínios?

Sim e não. A manteiga é fabricada a partir da nata do leite e poderia, portanto, ser classificada entre os laticínios. Porém seu valor nutricional a aproxima mais das gorduras – a manteiga é composta de 82% de lipídios e praticamente não contém cálcio (15 mg em 100 g de manteiga, contra 125 mg em 100 ml de leite). A característica dos produtos lácteos é a riqueza em cálcio. A manteiga deve, assim, ser considerada uma gordura originada do leite.

Quanto ao creme de leite, é um produto mais rico em cálcio que a manteiga (50 a 60 mg em 100 g de creme), mas tampouco pode ser classificado na categoria dos laticínios. É preciso classificá-lo também como gordura, ainda que contenha "apenas" 30% de teor de gordura. Atualmente, existem produtos com taxas bem menores de gordura, porém já não se trata de creme de leite, e sim de "especialidades lácteas", que possibilitam dar cremosidade às preparações culinárias e ao mesmo tempo ficar atento à silhueta.

Você sabia?
O leite desnatado e o semidesnatado fornecem tanto cálcio quanto o integral. A desnatação retira unicamente a gordura do leite, mas o teor de cálcio permanece intacto.

Ataques de fome e desejos

Até hoje, ainda não foram descobertos todos os mistérios da gravidez. Os desejos das grávidas nem sempre têm explicação. Eles refletem reais necessidades fisiológicas ou são simples caprichos?

Quando se trata de uma vontade incontrolável de comer uma fruta fora de época, o desejo pode ser satisfeito rapidamente e sem conseqüências. Mas, quando se trata de um bolo de chocolate inteiro, a balança se encarrega de dizer que é preciso seguir as regras.

Os ataques de fome têm uma explicação mais fácil: o organismo começa a estocar gordura a partir do primeiro trimestre. Essas reservas serão usadas no último trimestre, quando as necessidades ligadas ao crescimento do bebê são muito mais elevadas. Assim, é difícil escapar de tais fomes repentinas, sobretudo se as refeições não forem equilibradas.

Os ataques de fome e os desejos podem ser limitados adotando-se uma boa higiene alimentar:

- Faça três refeições e dois lanches, um pela manhã e outro por volta das quatro horas da tarde. Isso a ajudará a evitar a vontade de beliscar antes das refeições principais. Você deve fazer refeições completas (veja, nas páginas 151 e 152, um exemplo de cardápio) e principalmente não pular nenhuma.

- Coma o que gosta de vez em quando e no dia seguinte retorne sua atenção ao equilíbrio alimentar.

Na prática

Proposta de distribuição diária	
Café-da-manhã	1 xícara de chá ou café não muito forte sem açúcar + leite semidesnatado ou derivado do leite sem açúcar 50 g de pão ou equivalente 10 g de manteiga ou 20 g de manteiga light 1 fruta ou 1 copo de suco
Lanche da manhã	1 copo de leite ou 1 derivado do leite sem açúcar
Almoço	1 porção de hortaliças cruas + vinagre e azeite 1 porção de carne ou peixe 150 g de tubérculos ou cereais cozidos ou 50 g de pão + (eventualmente) legumes cozidos 30 g de queijo ou 1 derivado do leite sem açúcar 1 fruta ou 1 porção de compota sem açúcar
Lanche da tarde	1 copo de leite ou 1 derivado do leite ou 2 bolachas + 1 porção de requeijão light
Jantar	1 prato de sopa de legumes ou legumes cozidos em salada 1 porção de carne ou peixe ou ovo 150 g de tubérculos ou cereais cozidos ou 50 g de pão + legumes cozidos 1 derivado do leite sem açúcar 1 fruta ou 1 porção de compota sem açúcar

Atenção à quantidade de gordura: uma colher (sopa) de óleo por refeição, no máximo. Para equivalências entre carnes ou entre tubérculos, cereais e pão, consulte as páginas 91 e 92.

	Exemplo de cardápio				
	Café-da-manhã	**Lanche da manhã**	**Almoço**	**Lanche da tarde**	**Jantar**
Segunda	Café com leite Pão com manteiga Suco de laranja	1 iogurte natural	Salada de beterraba Bife grelhado Macarrão na manteiga Queijo branco Fruta (Não comer pão)	1 copo de leite	Salada de agrião Filé de truta Arroz Camembert Compota sem açúcar
Terça	Chá de hortelã Cereal matinal Queijo branco Kiwi	1 derivado do leite	Salada de arroz Frango com ervas Suflê de abobrinha Abacaxi	2 torradas + requeijão light	Sopa de abóbora Ovos mexidos Fritada de legumes Queijo branco light 1 fatia de pão
Quarta	Leite com achocolatado Torradas com manteiga Suco de laranja	Queijo branco	Salada de pepino com iogurte Filé de salmão Arroz Maçã ao forno	Chá com um pouco de leite	Salada de vagem Peito de peru Purê de batatas Manga
Quinta	Café preto Pão tostado Requeijão light	1 iogurte batido	Cenoura ralada Lombo de porco assado	1 copo de leite	Tabule com hortelã Rosbife

Quinta	Fruta		Arroz Legumes refogados Torta de pêra		Couve-flor gratinada Iogurte Fruta
Sexta	Café com leite Torradas Manteiga light Kiwi	Chá com um pouco de leite	½ toranja Filé mignon com champignon Arroz integral Queijo branco	1 milk-shake de banana*	Salada de agrião + parmesão ralado Truta assada Tomates ao forno 1 fatia de pão Pêssego em calda
Sábado	Chá de jasmim Cereal matinal sem açúcar + leite Suco de laranja	1 copo de leite	Salada de batatas 1 porção de carne moída magra Acelga com tomate Iogurte natural + pedaços de morango	2 torradas + requeijão	Sopa de legumes Coxa de peru assada Ervilhas refogadas Iogurte natural Fruta
Domingo	Café com leite Pão de cereais Manteiga Suco de maçã	1 iogurte natural	Aspargos + vinagre e azeite Frango assado Espaguete na manteiga Queijo cottage Banana	Queijo branco com goiabada	1 pedaço (150 g) de pizza napolitana Salada de rúcula Iogurte natural Compota sem açúcar

* Receita na página 154.

Molho bechamel light

Tempo de preparo: 5 minutos
Cozimento: 15 minutos
Rendimento: 4 porções

Ingredientes
35 g de farinha de trigo
500 ml de leite semidesnatado
Sal e pimenta-do-reino
1 pitada de noz-moscada ralada

Dilua a farinha em um pouco do leite frio. Numa panela, esquente o resto do leite. Junte a farinha diluída e mexa sem parar até que engrosse. Tempere com sal, pimenta-do-reino e a noz-moscada ralada. Deixe cozinhar em fogo brando de cinco a dez minutos, sem parar de mexer.
Valor nutricional por porção: 85 kcal, 150 mg de cálcio.
Variações: Para obter um molho mais encorpado (molho normando), acrescente, antes de desligar o fogo, um pouco de creme de leite light (para servir com peixe, por exemplo). Para obter um molho rosé (molho aurora), acrescente um pouco de molho de tomate.

Clafoutis de abobrinha com queijo de cabra e manjericão

Tempo de preparo: 20 minutos
Cozimento: 45 minutos
Rendimento: 4 porções

Ingredientes
800 g de abobrinha
1 colher (sopa) bem cheia de maisena

250 ml de leite desnatado
3 ovos
100 g de queijo de cabra fresco
Manjericão
Sal e pimenta-do-reino

Pré-aqueça o forno a 200 °C. Lave as abobrinhas, descarte as extremidades e corte-as em pequenos cubos, conservando a casca. Cozinhe na panela de pressão por cinco minutos após o início da rotação da válvula. Dilua a maisena em um pouco do leite frio. Bata os ovos com um garfo, acrescente todo o leite e a maisena. Tempere com sal e pimenta-do-reino. Esfarele o queijo de cabra. Coloque as abobrinhas em uma assadeira antiaderente e espalhe por cima o queijo de cabra. Salpique com o manjericão e cubra com a mistura de leite, maisena e ovos. Deixe assar por cerca de quarenta minutos. Sirva quente ou morno.
Valor nutricional por porção: 200 kcal, 160 mg de cálcio.

Milk-shake de banana

Tempo de preparo: 5 minutos
Rendimento: 4 porções

Ingredientes
2 bananas
500 ml de leite semidesnatado bem gelado
1 iogurte natural
Açúcar ou adoçante
Pedras de gelo

Descasque e pique as bananas. Coloque todos os ingredientes no liquidificador e bata por alguns segundos. Sirva em copos altos com canudinho.
Valor nutricional por porção: 130 kcal, 200 mg de cálcio.

Creme de chocolate light

Tempo de preparo: 10 minutos
Refrigeração: 2 horas
Rendimento: 4 porções

Ingredientes
25 g de maisena
400 ml de leite desnatado
20 g de cacau em pó (sem adição de açúcar)
2 colheres (sopa) de creme de leite light
4 colheres (sopa) de adoçante em pó (aspartame)

Dilua a maisena em um pouco do leite frio. Misture o cacau com o leite, coloque numa panela e leve ao fogo, mexendo sempre. Após abrir fervura, reduza o fogo e incorpore aos poucos a maisena dissolvida. Deixe engrossar lentamente, sem parar de mexer, depois deixe cozinhar em fogo baixo por um minuto. Fora do fogo, acrescente o creme de leite e o adoçante. Bata energicamente com um batedor de ovos até obter um creme homogêneo e distribua em quatro tacinhas individuais. Leve para gelar e sirva bem frio.
Valor nutricional por porção: 75 kcal, 130 mg de cálcio.

Conclusão

Uma dieta moderadamente hipocalórica é totalmente compatível com a gravidez, desde que seja bem conduzida. As recomendações de um especialista (médico ou nutricionista) são bem-vindas para ajudar a futura mamãe a evitar carências nutricionais prejudiciais à sua saúde e à do bebê.

5

Leve sobrepeso

Como perder três quilos antes do verão

Como a vida moderna não nos ajuda a ficar em forma, a maioria das pessoas sempre tem alguns quilos a mais que gostaria de perder. O inverno dá vontade de consumir pratos ricos e elaborados, enquanto o verão nos convida a saborear coquetéis e sorvetes refrescantes. A cada primavera, experimentar o biquíni é uma tortura para quem exagerou no inverno – um dia um chocolate quente, no outro um fondue de queijo, no domingo aquela feijoada e uma barra de chocolate para afastar o estresse do dia-a-dia.

E eis que você sobe na balança quando chega a primavera e leva um choque – ela acusa três quilos a mais! O verão não está longe, então você decide fazer refeições mais light. Seu objetivo: perder os três quilos antes das férias.

Que dieta escolher?

Há várias possibilidades. Na primavera, as revistas femininas apresentam inúmeros conselhos para emagrecer, bem como programas para perder três ou quatro quilos em tempo recorde. Se você estiver motivado e seguir fielmente um desses programas, seu regime provavelmente será um sucesso. Entretanto, essas dietas não se adaptam nem a suas necessidades nem a seus hábitos alimentares ou limitações de ordem profissional. As revistas freqüentemente propõem regimes restritivos (de mil a 1.200 calorias por dia), que podem se adequar a alguns, mas deixar outros com muita fome. Fontes de frustrações, esses programas são muitas vezes abandonados com rapidez, as pessoas voltam a comer os alimentos proibidos e os quilinhos a mais não tardam a aparecer.

Talvez você seja aconselhado a testar a dieta da sopa, das frutas ou ainda da proteína para se livrar dos quilinhos extras. Desconfie desses regimes muito restritivos – os quilos perdidos podem voltar a galope assim que você interrompê-los!

Para perder os quilos extras de forma durável, nada melhor que um regime moderadamente hipocalórico, que se adapte a seus gostos e hábitos de vida. Você perde peso lentamente, sem frustrações nem cansaço e, sobretudo, sem retomada de peso assim que parar a dieta.

A seguir você verá um programa de três semanas, baseado nas regras do equilíbrio nutricional e na atividade física, que concilia regime e vida profissional e social, para que você tenha todos os trunfos em mãos e obtenha sucesso. Serão apresentadas três semanas de cardápio de primavera/verão. Diversas situações estão previstas (refeição no fast-food, ida ao restaurante, piquenique, churrasco, atividade física etc.), para melhor conciliar a dieta com a vida diária. Você pode trocar um cardápio por outro dentro da mesma semana, da forma que melhor se adaptar a seu estilo de vida.

Começando a dieta

Escolha um dia de descanso para começar a dieta. Pela manhã, em jejum e sem sapatos, suba na balança e anote seu peso em um caderno. Tome nota também de suas medidas, cintura e quadril. Procure uma foto em que você aparece feliz e resplandecente, sem os quilos extras, e coloque-a na porta da geladeira. Essa atitude vai ajudá-lo no caso de sentir um vazio no estômago ou certo desânimo.

Arrume seus armários e coloque todos os alimentos "perigosos" fora de seu alcance: bolachas, chocolates, balas, refrigerantes, salgadinhos, amendoins etc. Faça uma lista de compras para ter em casa legumes e frutas frescas, derivados do leite, folhas para salada, legumes congelados, carnes para grelhar, requeijão light, filé de peixe e outros produtos leves. Para ajudar, consulte os grupos de alimentos (página 88). O programa a seguir propõe cardápios para cada dia. Para facilitar, você pode prever suas compras em função dos cardápios propostos. Não se esqueça das garrafas de água mineral.

Faça suas compras seguindo a lista. Não vá de jeito nenhum ao supermercado com a barriga vazia – você corre o risco de não resistir às guloseimas. Mais uma coisa: deixe as crianças em casa para evitar desvios.

Programe atividades físicas três vezes por semana (em função de seus horários): caminhada, bicicleta, patins, corrida, natação, musculação para os mais corajosos. Anote os dias de atividade na agenda, para evitar deixá-la de lado sob o pretexto de um compromisso ou de ter que ir ao supermercado.

Pronto, você está preparado para iniciar a dieta.

Primeira semana

Café-da-manhã (para todos os dias da semana)

Café ou chá, com ou sem adoçante

120 ml de leite semidesnatado ou 1 iogurte natural ou 100 g de queijo branco light + adoçante

50 g de pão ou 4 torradas ou 30 g de cereal matinal de trigo integral

1 pouquinho (10 g) de manteiga

Primeiro dia: em casa		
Almoço	**Lanche da tarde**	**Jantar**
Hortaliças cruas variadas	1 fruta	Tomate com vinagre e azeite

1 porção de lombo de porco assado 5 colheres (sopa) de tabule 1 iogurte natural		2 ovos moles na casca Espinafre refogado 1 fatia de queijo branco light 40 g de pão integral

Nesse dia, o esquema alimentar é clássico. As refeições principais contêm uma porção de carne, peixe ou ovos, hortaliças cruas ou uma fruta, um derivado do leite e um pouco de tubérculos, cereais ou pão. Não se esqueça de limitar a gordura para o preparo e o tempero – uma colher (sopa) de óleo (ou equivalente) no máximo para o conjunto da refeição. Beba água em abundância e salgue com moderação. Adoce os derivados do leite com adoçante se não conseguir consumi-los sem açúcar.

Segundo dia: atividade física no final da tarde		
Almoço	**Lanche da tarde**	**Jantar**
1 filé de frango 150 g de macarrão na manteiga 1 iogurte de frutas light 1 maçã	1 barra de cereais Chá de limão	½ toranja 1 filé de pescada assado Legumes refogados 1 fatia de queijo branco light 40 g de pão de cereais

Quando for praticar atividade física no final da tarde, reforce o lanche. Nesse caso, recomendo uma barra de cereais no lugar da fruta.

Terceiro dia: almoço com as crianças no fast-food		
Almoço	**Lanche da tarde**	**Jantar**
1 hambúrguer simples	Chá preto	Salada de endívia 100 g de peito de peru

1 porção pequena de batata frita 1 salada de frutas Água mineral		Purê de brócolis 1 iogurte natural 40 g de pão

As refeições no fast-food são mais calóricas que o normal. O lanche da tarde se limita, portanto, a uma bebida sem açúcar, e o jantar é pobre em gorduras, para restabelecer o equilíbrio do dia.

Quarto dia: atividade física no final da manhã		
Lanche da manhã	**Almoço**	**Jantar**
1 fatia de pão de mel	1 porção de carne moída magra 150 g de arroz Legumes refogados 1 queijo cremoso light 1 banana	Salada de rúcula 1 filé de salmão 150 g de feijão 1 fatia de queijo branco + calda de morango*

* Receita na página 210.

Como a atividade física é praticada no final da manhã, você pode fazer um lanche doce (pão de mel sem recheio), que lhe trará energia imediata. Não se esqueça de se hidratar durante e após os exercícios.

Quinto dia: sanduíche		
Almoço	**Lanche da tarde**	**Jantar**
1 sanduíche de frango com verduras cruas Água com gás	1 iogurte natural 1 fruta	1 contrafilé com champignon Ervilhas e cenouras 1 fatia de queijo branco light Morangos 1 fatia (20 g) de pão

O sanduíche pode muito bem fazer parte de uma alimentação equilibrada. Basta escolher os que são feitos com peito de peru, atum, ovos cozidos ou peito de frango, e com verduras cruas. Evite os sanduíches com patê, mortadela, salame, maionese, carne vermelha, ovo frito. Se você puder escolher o molho que acompanha o sanduíche, peça apenas tempero para a verdura, e não maionese.

Como o sanduíche é rapidamente digerido, faça um lanche no meio da tarde para evitar sentir fome – uma fruta e um derivado do leite.

<table>
<tr><th colspan="3">Sexto dia: descanso – acordar às onze horas</th></tr>
<tr><th>Brunch (11 horas)</th><th>Lanche da tarde</th><th>Jantar</th></tr>
<tr><td>Chá ou café sem açúcar
30 g de cereal de trigo integral + 1 copo de leite semidesnatado
1 fatia (20 g) de pão com manteiga
1 ovo quente
1 copo de suco de laranja</td><td>1 milk-shake de banana*</td><td>1 filé de atum com cebola
150 g de arroz
Tomates assados
1 porção de queijo cottage
Salada de frutas</td></tr>
</table>

* Receita na página 154.

No caso de se levantar tarde, transforme seu café-da-manhã em um brunch (refeição que serve como desjejum e almoço), mais completo. O almoço será então excepcionalmente pulado. Tome, no lanche da tarde, um milk-shake com pouco açúcar, para evitar a sensação de estômago vazio no fim do dia.

Aproveite o dia de descanso para fazer abdominais ou alongamentos, ou opte por um passeio a pé ou de bicicleta.

Sétimo dia: primeiro balanço

Se tudo correu bem, você deve estar se sentindo mais leve, com as roupas menos apertadas. Deve ter passado pelas provas do fast-food e do sanduíche com louvor e soube adaptar suas refeições em função de suas atividades físicas. Suba de novo na balança, em jejum e sem sapatos, e anote seu peso no caderno.

Almoço	Lanche da tarde	Jantar
½ toranja 1 porção de frango assado sem a pele 150 g de batata cozida + um pouco de manteiga Compota sem adição de açúcar	1 fatia de queijo branco light + pedaços de morango	Pepino com hortelã 1 porção de fígado de boi Abobrinha refogada com parmesão ralado 1 iogurte de frutas light 40 g de pão

Segunda semana

Para se motivar ainda mais a prosseguir em seus esforços, cuide de si mesmo – marque uma sessão com a esteticista ou o cabeleireiro, compre um novo par de sapatos, enfim, invista em você.

Café-da-manhã (para todos os dias da semana)
Café ou chá + adoçante (se desejar)
50 g de pão integral ou 4 torradas
1 pouquinho de manteiga light
1 iogurte natural ou 1 porção de requeijão light

Primeiro dia: almoço no restaurante por quilo

Almoço	Lanche da tarde	Jantar
1 prato pequeno de salada de grão-de-bico	Chá gelado 1 fruta	Alcachofra com vinagre e azeite

1 porção de rosbife + mostarda Vagem 1 iogurte		1 omelete com aspargos Salada de agrião 40 g de pão 1 pudim light

Os restaurantes por quilo permitem que você componha seu prato de forma equilibrada. Se você escolher um tubérculo ou cereal como entrada (salada de grão-de-bico, tabule, salada de batata etc.), pegue um legume para compor o prato principal, e vice-versa. Prefira um iogurte ou uma fruta como sobremesa. Pegue um pãozinho se sua refeição não contiver tubérculos ou cereais e tome cuidado para não exagerar quando for temperar a salada.

Segundo dia: caminhada e piquenique		
Almoço (piquenique)	**Lanche da tarde**	**Jantar**
200 g de salada de macarrão com kani 2 ovos cozidos 1 iogurte líquido 1 banana	Água com gás 2 bolachas de água e sal 2 damascos secos	1 filé de frango grelhado Couve-flor com molho bechamel Salada de folhas 2 fatias de pão de centeio Compota sem adição de açúcar

A caminhada é uma atividade que despende energia. Os açúcares rápidos (dos damascos secos e do iogurte) trarão energia imediata, enquanto os açúcares lentos (da massa) darão energia progressivamente. Não se esqueça de beber água durante toda a caminhada, em pequenos goles.

Terceiro dia: dia comum		
Almoço	**Lanche da tarde**	**Jantar**
Cenoura ralada com limão 1 porção de peixe à portuguesa 150 g de tagliatelle Queijo ralado	1 copo de suco de goiaba	4 colheres (sopa) de salada de lentilha 100 g de peito de peru Purê de aipo 1 iogurte de frutas light

Aproveite um dia sem compromissos para relaxar. Se você for ficar em casa, ocupe a mente para evitar a tentação de beliscar. Se sentir muita fome, tome um copo grande de água com ou sem gás. A água possui o efeito, passageiro porém eficiente, de inibir a fome. Coma a seguir uma fruta ou um iogurte natural para agüentar esperar até a próxima refeição.

Quarto dia: pizza no jantar		
Almoço	**Lanche da tarde**	**Jantar**
Tomate com vinagre e azeite 1 filé mignon ao forno 150 g de arroz com açafrão 1 iogurte batido	Chá de hortelã	¼ de pizza caseira* Alface com gomos de laranja Maçã ao forno

* Receita na página 206.

A pizza é freqüentemente banida dos regimes para emagrecer. Entretanto, se for consumida em quantidade moderada e acompanhada de salada crua, insere-se facilmente na dieta, desde que não esteja carregada de queijo e azeite.

Quinto dia: noite na piscina		
Almoço	**Lanche da tarde**	**Jantar**
Salada de rabanete 1 filé de linguado Suflê de abobrinha 100 g de arroz Compota de pêra sem açúcar	2 torradas + requeijão light Chá de jasmim	Beringela recheada com carne moída 150 g de trigo com tomate Salada de folhas 1 iogurte de frutas light

O lanche da tarde é mais consistente, em virtude da atividade prevista (piscina). Tente deixar o jantar pronto antes de ir nadar – se você voltar tarde, talvez tenha preguiça de preparar a refeição e corra o risco de comer o que estiver à mão. A natação é um esporte completo, que abre o apetite. É melhor praticá-la à noite, para evitar a vontade de beliscar ao longo do dia.

Sexto dia: não agüento mais esse regime!

Já faz quase duas semanas que você está em dieta e sonha com um pedaço de torta ou uma bela picanha. Não se desespere! É normal ter vontade de desistir. Por isso, é preciso prever os "extras" que lhe permitirão continuar o regime até o fim. Assim, este é um dia de folga, mas sem exageros.

Almoço	Lanche da tarde	Jantar
Fatias de presunto cru 1 porção de picadinho de mignon com legumes Batatas ao vapor 1 fatia de torta de frutas	Chá de frutas vermelhas	½ galeto assado Fritada de legumes Fatias de queijo camembert 30 g de pão 1 maçã

Coma até se saciar, mas sempre com moderação. Você teve prazer ao comer? Se a resposta é sim, o objetivo foi atingido, e você está pronto para continuar sua dieta de maneira mais serena. Acima de tudo, não fique se culpando e não vá correndo se pesar no dia seguinte!

Sétimo dia: churrasco no quintal

Você preparou um churrasco porque pensa que os grelhados são bons "para manter a linha". Fique atento à lingüiça, à picanha, à costelinha, que continuam gordas ainda que tenham sido grelhadas. Prefira um peixe ou uma carne branca, com as quais você pode fazer deliciosos espetinhos.

Almoço	Lanche da tarde	Jantar
Salada de tomate 1 espetinho de frango marinado no limão e champignon 150 g de massa com manjericão e queijo branco	Chá de limão	Salada de vagem 1 porção de carne moída magra 200 g de purê de batata 1 pêssego

Terceira semana

Reta final! Você conseguiu administrar o churrasco, a pizza e o dia de folga do regime? Parabéns! Já é hora de fazer um balanço de seus esforços. Pese-se em jejum e tire suas medidas (cintura e quadril). Anote tudo no caderno.

Café-da-manhã (para todos os dias): igual ao da segunda semana.

Primeiro dia: dia comum		
Almoço	**Lanche da tarde**	**Jantar**
1 espetinho de camarão Refogado de legumes 150 g de arroz integral 1 fatia de melão	1 shake de iogurte com pêssego*	Salada de folhas + ricota esfarelada 1 filé de truta assada 150 g de arroz com cebola Compota sem adição de açúcar

* Receita na página 227.

Não se esqueça de limitar a gordura do cozimento e do tempero a uma colher (sopa) no máximo por refeição. Continue com a atividade física – ginástica, bicicleta, caminhada etc. –, que ajuda a combater o estresse e a queimar as reservas de gordura para gerar energia.

Segundo dia: *happy hour* na casa de amigos

Realmente, a vida não colabora com sua vontade de emagrecer, e menos ainda com sua decisão de seguir uma dieta! Impossível recusar um convite de amigos para uma *happy hour*. Eis algumas artimanhas para não comprometer todos os seus esforços.

Almoço	Lanche da tarde	*Happy hour* (19 horas)	Jantar
1 coxa de peru Espinafre com creme light 150 g de arroz integral 1 pêssego	1 iogurte natural	1 copo de bebida alcoólica Tomates-cereja 3 ou 4 canapés 2 bastões de kani	100 g de blanquet de peru Brócolis + um pouquinho de manteiga 1 iogurte natural

Na *happy hour*, tome apenas um copo de bebida alcoólica e a seguir opte por água com gás ou refrigerante light. Quanto aos aperitivos, escolha tomates-cereja, bastões de kani ou de legumes. Você tem ainda direito a alguns canapés. O jantar deverá ser mais leve (sem pão nem tubérculos e cereais).

Terceiro dia: jardinagem		
Almoço	**Lanche da tarde**	**Jantar**
Pepino com creme light 1 porção de carne assada com champignon 150 g de tagliatelle Queijo ralado	Salada de frutas Chá gelado de pêssego light	1 fatia de lombo de porco Ervilha fresca refogada 1 porção de pudim de pêra*

* Receita na página 282.

A jardinagem é uma das atividades físicas particularmente recomendadas para praticar em família. Nada melhor para unir o útil ao agradável – duas horas de jardinagem valem por uma boa caminhada, e à noite você pode preparar deliciosos legumes vindos diretamente de sua horta.

Quarto dia: piquenique

Aproveite seus dias de descanso para fazer um piquenique em família. É uma excelente oportunidade para passar o dia ao ar livre, jogando bola ou frescobol, passeando e relaxando.

Piquenique	Lanche da tarde	Jantar
5 colheres (sopa) de tabule	1 nectarina	Carpaccio de carne de vaca

Frango assado com molho para acompanhar* Hortaliças cruas variadas 1 iogurte líquido light	Água com gás aromatizada	150 g de salada de batata com queijo feta e estragão 1 espetinho de frutas frescas

* Receita do molho na página 153.

Quinto dia: *shopping*

Você vai passar o dia no *shopping* e não vai ter tempo de parar para fazer um almoço completo. Não pule a refeição de jeito nenhum! Opte por um sanduíche leve ou um substituto de refeição e uma fruta. Esqueça o elevador e a escada rolante. Suba e desça de escada sempre que possível – ela é aliada da silhueta e inimiga da celulite!

Almoço	Lanche da tarde	Jantar
2 barras de proteína (para substituir a refeição) 1 maçã Água mineral	1 copo de suco de toranja 1 iogurte natural	1 filé de salmão com endro 150 g de arroz integral com funcho 1 fatia de queijo branco light

Complemente sempre os substitutos de refeição com uma fruta ou um derivado do leite. A próxima refeição do dia deve ser completa, com carne ou peixe, hortaliças, tubérculos, cereais ou pão, um derivado do leite e uma fruta. Os substitutos de refeição só devem ser utilizados quando você não conseguir preparar a comida ou para compensar algum excesso cometido no dia anterior.

Sexto dia: dia de trabalho comum		
Almoço	**Lanche da tarde**	**Jantar**
1 porção de rosbife + mostarda Trigo com legumes Salada de folhas 1 iogurte natural	Chá verde	2 ovos cozidos no molho de tomate Espinafre refogado 30 g de queijo de cabra fresco 40 g de pão 1 pêra

Sétimo dia: fim da dieta!		
Almoço	**Lanche da tarde**	**Jantar**
1 filé de frango com molho de manga 150 g de arroz selvagem Salada de rúcula 1 taça de creme de chocolate light*	1 pêssego Água com gás aromatizada	1 taça de champanhe 1 coxa de peru assado Legumes variados 40 g de pão integral 1 iogurte natural

* Receita na página 155.

Você chegou ao fim da dieta sem incidentes? Fez por merecer uma taça de champanhe!

Balanço das três semanas

Suba na balança em jejum e tire as medidas de sua cintura e quadril. Se você perdeu os quilinhos extras, parabéns!

Se não foi esse o caso, você seguiu direitinho todas as recomendações? Será que você não tem a mão um pouco pesada para temperar e usar a gordura do cozimento? Você limitou corretamente as quantidades de tubérculos, cereais e pão? Praticou uma atividade física?

Depois, a manutenção

Se você deseja manter seu novo peso, não se acomode! Aproveite o embalo desse novo equilíbrio alimentar para conservar os bons hábitos:

- Consuma hortaliças todos os dias (o ideal é em todas as refeições; se isso não for possível, pelo menos uma vez ao dia).
- Limite os doces. Prefira frutas e iogurtes.
- Beba bastante água, no mínimo 1,5 litro por dia. Limite as bebidas doces e reserve o álcool para os dias de festa.
- Não cometa excessos constantes (duas vezes por semana no máximo).
- Modere o consumo de frios, embutidos, frituras e outros pratos que exijam muita gordura no preparo.
- Continue a praticar uma cozinha mais light e diminua a quantidade de óleo do tempero.
- Retire a gordura aparente das carnes e coma peixe duas ou três vezes por semana.
- Pratique uma atividade física regular (duas vezes por semana parece um bom ritmo).

Conclusão

Esse programa possibilita fazer uma dieta e ao mesmo tempo manter inalterada a vida profissional e social. Ele aborda diferentes situações que podem surgir na vida de qualquer pessoa – refeições no fast-food, pizza, *happy hour* etc. –, mas a ingestão calórica não é adaptada a todos os perfis. Por isso, alguns podem facilmente perder cinco quilos seguindo essa dieta, enquanto outros só perderão dois quilos. Somos todos desiguais em matéria de peso e regime!

6
A obesidade no adulto

A obesidade é o excesso de peso por acúmulo de gorduras no tecido subcutâneo. No Brasil, atinge uma a cada dez pessoas. Essa doença é acompanhada de diversas complicações cardiovasculares, articulares, metabólicas, entre outras, sem contar as conseqüências psicológicas e sociais. Para determinar se há ou não obesidade, os médicos se servem do índice de massa corporal (IMC).

Índice de Massa Corporal

Relembrando, o cálculo do IMC é feito da seguinte maneira:

$$IMC = \frac{P}{A^2}$$

em que P = peso em quilogramas e A = altura em metros.

- IMC entre 30 e 34,9: obesidade moderada
- IMC entre 35 e 39,9: obesidade grave
- IMC superior a 40: obesidade muito grave, ou mórbida

A perda de peso possibilita diminuir os riscos de complicações, sobretudo metabólicas e cardiovasculares. Para isso, é preciso adotar um melhor estilo de vida, com equilíbrio alimentar e atividade física.

A história do seu corpo

Comece calculando seu IMC e veja em que categoria você se situa. A seguir, trace sua história corporal:

- Quanto você pesava ao nascer? Era um bebê gordinho?
- Seus pais (ou irmãos) têm sobrepeso?
- Em que período da vida você começou a engordar? Tente traçar sua curva de peso desde a infância (procure registros ou pergunte a alguém que saiba seu peso naquela época e crie um gráfico com esses dados ano a ano) para perceber em que momento ela disparou.
- Qual era seu peso aos 20 anos?
- Você começou a engordar depois de alguma circunstância específica (divórcio, mudança, trauma emocional etc.)?
- Você já fez dieta?
- Se a resposta for sim, com que idade começou a primeira? Quantos tipos de regime você já testou?

Todas essas perguntas são necessárias antes de começar uma dieta, para que você compreenda a origem do seu ganho de peso e descubra eventuais fatores genéticos.

Se você já testou diversos regimes e conhece perfeitamente o efeito sanfona, seu metabolismo basal provavelmente já foi afetado – a perda de peso poderá ser mais lenta, e você deverá redobrar seus esforços para lutar contra uma obesidade resistente.

Prepare-se para uma longa jornada

Para emagrecer e conseguir estabilizar o peso, é preciso ser paciente e perder peso de maneira gradual. Os regimes muito restritivos conduzem, na maior parte das vezes, a uma retomada de peso quando são interrompidos. Não seja exigente demais consigo mesmo e estabeleça objetivos realistas:

- Se seu IMC se situa entre 30 e 35, seu principal objetivo deve ser chegar a menos de 30, a fim de diminuir os riscos de complicações ligadas à obesidade.
- Se você calcula que deve perder trinta quilos, não dê a si mesmo um ultimato irrealista.
- Não desanime se você estacionar num certo peso depois de ter perdido alguns quilos.
- Não se culpe e, sobretudo, não abandone o regime se cair em tentação e devorar uma caixa inteira de bombons.

Enfim, é preciso estar motivado e ter paciência. Pode ser que você enfrente momentos de desânimo ou depressão, mas não se esqueça de seu objetivo principal: perder peso de maneira *durável.* Não tenha medo de ser a tartaruga – em sua famosa fábula, Esopo nos mostra que a lebre nem sempre ganha...

Uma perda de quatro quilos por mês (um quilo por semana) é bastante razoável. No princípio, o emagrecimento pode ser bastante significativo e, a seguir, mais lento. Não se preocupe nem perca a coragem.

O melhor meio de emagrecer e estabilizar o peso é modificar seu estilo de vida. Isso não significa que você precisa riscar da sua vida todas as delícias que adora. É preciso apenas adotar um novo comportamento alimentar – não necessariamente comer menos, mas sobretudo comer melhor.

Aceitar ajuda e se motivar

Quer você tenha decidido fazer uma dieta por razões médicas, sociais ou estéticas, precisará de recomendações médicas e apoio psicológico. Para enfrentar essa prova o mais serenamente possível, não hesite em consultar um médico nutrólogo ou endocrinologista, um nutricionista ou um psicólogo:

- O nutrólogo ou o endocrinologista vai lhe pedir uma série de exames e determinar o excesso de peso que você apresenta. Ele pode lhe propor um regime com acompanhamento regular.
- O nutricionista vai traçar, junto com você, seus hábitos alimentares e lhe dar recomendações adaptadas a seu modo de vida. Vai falar da importância do equilíbrio alimentar, para que você seja agente em sua caminhada rumo ao emagrecimento. Ele pode lhe passar uma dieta e fazer um acompanhamento caso você sinta necessidade.
- O psicólogo pode lhe ajudar se você enfrenta distúrbios alimentares, como bulimia, anorexia e compulsões, ou se seu ganho de peso estiver ligado a um acontecimento traumático.

Escolhendo o melhor momento

Escolha uma data significativa para iniciar a dieta: 1º de janeiro, por exemplo, ou o dia seguinte ao seu aniversário. Evite começar em momentos difíceis, como festas de fim de ano ou férias na praia.

Antes de começar, elimine todas as tentações da sua despensa e da geladeira ou freezer: sorvetes, pacotes de salgadinhos, barras de chocolate etc.

Nos primeiros dias, evite comer em restaurantes e sair com os amigos, para que você se habitue ao novo modo de alimentação e possa encarar esses momentos delicados com mais segurança.

Idéias para se motivar

- Tire uma foto antes de começar o regime, com uma roupa leve, de frente e de perfil. Guarde-a para olhar nos momentos difíceis, para se encorajar a perseverar.

- Suba na balança no começo do regime e anote seu peso em um caderno. Você pode traçar sua curva de peso semana a semana ou mês a mês para visualizar melhor o resultado de seus esforços.
- Não se pese todos os dias, basta uma vez por semana. O peso varia de um dia para o outro em função da água retida no corpo, e você pode se desencorajar rapidamente caso não constate emagrecimento.
- Pese-se sempre nas mesmas condições – por exemplo, de manhã, em jejum e sem sapatos.
- Tire a medida de sua cintura e de seu quadril e anote-a no caderno. Se a perda de peso não for espetacular, pelo menos você pode se tranqüilizar com o número de centímetros perdidos.
- Separe uma "calça teste", que você vestirá depois de algumas semanas para ver como está larga.
- Cuide de si mesmo. Mude o corte de cabelo, presenteie-se com uma massagem ou uma tarde na esteticista.

Redescubra as sensações de fome e saciedade e o prazer de comer

Há quanto tempo você não sente fome? Falo de fome *de verdade*, aquela que aperta o estômago e deixa você de mau humor ou abatido.

Na sociedade atual de superabundância, o que não falta são tentações:

- Na rua, você passa na frente da padaria da esquina, de onde saem irresistíveis aromas de pães fresquinhos.
- Na televisão, as propagandas estão sempre a lembrá-lo de que, para cada sanduíche comprado no fast-food, você leva um refrigerante e uma porção de fritas grande por alguns trocos a mais.

- No supermercado, há degustações gratuitas de chocolates, bebidas, panetones no Natal etc.

Somos cada vez mais levados a comprar e consumir, então compramos e consumimos! A despensa está cheia de doces, o congelador transborda de sorvetes de todo tipo e pizzas de quatro queijos...

As refeições perderam a estrutura – cada um come o que quer e quando quer, de acordo com seu humor e suas vontades, a qualquer hora do dia ou da noite. Nesse caos alimentar, a sensação de fome e o desejo de comer se confundem a tal ponto que alguns não sabem mais o que é "ter fome".

Para que você redescubra as sensações de fome e saciedade, proponho uma pequena experiência, muito interessante:

- Escolha um dia de descanso, em que estiver tranqüilo em casa.
- Ao se levantar, tome um café-da-manhã frugal (café ou chá e uma ou duas torradas com pouca manteiga) e espere até sentir uma verdadeira sensação de fome antes de fazer a próxima refeição. Não leve em conta o horário.
- Quando a fome apertar seu estômago, comece a comer em pequenos bocados, com toda a calma. Preste atenção em suas sensações. Você deve sentir verdadeiro prazer em comer e, se estiver realmente com fome, será difícil comer devagar.
- Continue sua refeição fazendo pausas. Com o tempo, a sensação de prazer deverá se atenuar, e você vai começar a achar os alimentos menos gostosos. Esse é o sinal de que você está saciado.

É muito importante aprender a comer lentamente, pois a sensação de saciedade só aparece depois de cerca de vinte minutos do início da refeição. Também é preciso comer com tranqüilidade, sem televisão, para estar atento ao que se come. Você não vai perceber claramente os sinais de saciedade se estiver absorto na frente da tevê.

Diário de bordo

Freqüentemente, as pessoas obesas subestimam sua ingestão alimentar. Por isso, é interessante anotar em um caderno (seu "diário de bordo") o que você comeu, a que horas e por que – se por fome, por simples desejo, tédio, contrariedade, estresse etc. Isso o ajudará a perceber as quantidades e os fatores que o levam a comer.

Anote todas as refeições, os lanches e toda vez que você beliscar alguma coisa, as bebidas, pães, molhos e as quantidades (número de colheres, de conchas etc.). Não se esqueça de anotar também como o alimento foi preparado: cozido no vapor, grelhado, assado etc. No fim da semana, analise suas anotações:

- **Você acha que cometeu erros nutricionais graves?**
  Para aprender a equilibrar as refeições, consulte a dieta hipocalórica clássica (páginas 84 a 97). Ali você vai encontrar orientações sobre a escolha dos alimentos, noções de quantidade, equivalências, entre outros assuntos de interesse para quem quer ter uma alimentação mais saudável.
- **Você belisca o dia inteiro?**
  Veja preciosas recomendações para administrar melhor as compulsões e o desejo de beliscar no capítulo "O adepto do beliscar" (páginas 186 a 197).
- **Suas refeições são ricas demais? Você come com freqüência em restaurantes?**
  Os perfis do "comilão" (páginas 198 a 213) e do "*bon vivant*" (páginas 229 a 242) apresentam dicas para conciliar prazer e equilíbrio.
- **Você come para aplacar suas angústias ou aliviar o estresse?**
  Talvez você deva consultar um profissional para determinar a causa de suas angústias. A terapia comportamental dá bons resultados no tratamento de distúrbios alimentares, como bulimia

e compulsões. Caso se trate simplesmente de tédio, é necessário que você aprenda a se divertir e a encontrar atividades mais dinâmicas. Saiba que a televisão e a leitura dão vontade de beliscar. Faça passeios ao ar livre o mais freqüentemente que puder e aproveite o fim de semana para passear.

Se o fato de anotar aquilo que você come todos os dias lhe dá coragem para prosseguir o regime, continue registrando seu diário de bordo por quanto tempo lhe parecer útil.

Na prática: uma questão de bom senso

Regra nº 1: Faça no mínimo três refeições por dia.

Café-da-manhã, almoço e jantar, e eventualmente um lanche à tarde. Nunca pule uma refeição.

Regra nº 2: Estruture suas refeições.

O café-da-manhã deve conter:

- uma bebida: chá ou café sem açúcar (ou com adoçante);
- um derivado do leite: leite desnatado ou semidesnatado, queijo branco light ou iogurte natural;
- um cereal: pão, torradas, cereais matinais;
- um pouco de manteiga comum ou light;
- eventualmente uma fruta ou um copo de suco (que você pode guardar para o lanche da manhã).

Se você realmente não tem fome ao acordar, não force e tome apenas uma bebida, mas faça um lanche no meio da manhã – um iogurte e duas torradas com manteiga, por exemplo.

As refeições principais devem ser completas, ou seja, devem conter:

- hortaliças cruas ou cozidas (sopa, salada, purê, legumes refogados etc.), que fornecem vitaminas preciosas e fibras para regular o trânsito intestinal e evitar problemas de constipação;
- carne vermelha ou branca, peixe ou ovos, fontes de proteínas indispensáveis para manter a massa muscular no período da dieta;
- pão *ou* tubérculos *ou* cereais: massas, arroz, batata ou grãos. Esses alimentos permitem regular o apetite e evitar ataques de fome entre as refeições;
- um derivado do leite: um pedaço pequeno de queijo, um iogurte, queijo ralado, leite no purê etc.;
- uma fruta ou compota sem adição de açúcar.

Se as refeições forem assim estruturadas, você vai evitar carências de vitaminas e minerais, cansaço, sensação de estômago vazio nos intervalos das refeições e problemas de trânsito intestinal.

Se quiser fazer um lanche no meio da tarde, guarde a fruta ou o derivado do leite que havia sido previsto para o almoço. O lanche ajuda a evitar a vontade de beliscar no final da tarde e permite que você espere a hora do jantar sem ficar morrendo de fome.

Regra nº 3: Coma lentamente, com calma, e preste atenção nos sinais de fome e saciedade.

Sirva-se de porções moderadas e, se não tiver mais fome, guarde a sobremesa para mais tarde.

Regra nº 4: Coma melhor.

Privilegie	Reduza
Frutas: frescas ou cozidas, compotas sem adição de açúcar. **Derivados do leite:** iogurte, queijo branco, cottage, leite desnatado ou semidesnatado.	**Açúcar:** refrigerante, doces, sorvetes etc. **Gorduras:** maionese, creme de leite, manteiga, molhos ricos em gordura etc.

Hortaliças: saladas, sopas, legumes cozidos etc. **Água:** com ou sem gás, natural ou aromatizada. **Cereais e leguminosas:** lentilha, feijão, cereais integrais etc., com pouco tempero. **Formas de cozimento simples:** no vapor, assado, grelhado etc.	**Frios, embutidos e queijos gordurosos:** salame, salsicha, patês, queijos com mais de 45% de gordura etc. **Produtos de confeitaria:** bolos, tortas, folhados, croissant etc. **Pratos prontos:** hambúrguer, pizza etc. **Frituras:** batata frita, bolinhos, carnes e peixes empanados etc.

Perdoando os escorregões

Uma dieta implica sempre uma "alimentação racional" – é preciso fugir sistematicamente de seus desejos naturais e direcioná-los a outros alimentos. Você será dirigido para uma alimentação diferente, mais sadia e equilibrada, mas que não corresponde necessariamente a seus desejos e gostos. Assim, a dieta sempre provoca certo nível de frustração, diretamente ligado ao grau de restrição do regime.

O esquema já é clássico: uma certa tarde, você tem vontade de comer um pedaço de bolo de chocolate. Você prefere ser racional e escolher uma maçã. Mas seu desejo não vai embora – ao contrário, ele aumenta. Então você pega um iogurte desnatado... e acaba devorando um enorme pedaço do bolo!

Não seja muito radical ou acabará caindo nessa armadilha ao fim de alguns dias. Nossa psique não é feita para ser controlada permanentemente. Antes de chegar a casos extremos de frustração, que podem levar a frenesis alimentares e, por vezes, a verdadeiros descontroles, é preciso saber ter prazer racionalmente, sem se culpar.

Assim, é preciso aprender a aceitar um escorregão de tempos em tempos para descarregar seus desejos, permitir-se sucumbir a uma pequena tentação, pois isso pode ser considerado uma "válvula de segurança" do regime.

Quando estiver em dieta, questione-se sobre o que lhe faz mais falta:

- O vinho durante as refeições?
- Os queijos?
- Sorvetes?
- Chocolate?
- Pizza?
- As refeições em restaurantes?

Evidentemente, se todos os dias você se permitir um escorregão, o regime estará comprometido. Entretanto, um quadradinho de chocolate, uma pequena taça de vinho ou uma bola de sorvete de vez em quando podem se encaixar facilmente na dieta.

Permita-se ter prazer, assim você vai retomar o regime com mais tranqüilidade e agüentar levá-lo por mais tempo. Lembre-se de que, se você tem muito peso a perder, o importante não é ir depressa, mas perseverar, e sobretudo não confundir velocidade com precipitação.

Derrubando mitos

Existem numerosos mitos em matéria de alimentação. Alguns alimentos têm a reputação de engordar; outros, de emagrecer. Eis a verdade sobre alguns deles:

"Torrada é menos calórica que pão."
FALSO

Muita gente acredita que as torradas são menos calóricas que o pão, porque são mais leves (no peso!) e freqüentemente servidas em *spas* e centros de tratamento. Entretanto, se considerarmos o mesmo peso, as torradas são mais energéticas que o pão – 390 calorias em cem gramas de torradas, contra 255 calorias em cem gramas de pão. A questão é que normalmente não se comem cem gramas de torradas, mas poderíamos comer essa quantidade de pão. No café-da-manhã, uma porção média de quatro torradas (35 a 40 g) tem por volta de 140 calorias, enquanto uma porção média de duas fatias de pão (50 g) tem 125 calorias. As torradas têm a vantagem de ser mais facilmente contabilizadas pelo organismo que o pão.

"Bolacha dietética não engorda."
FALSO

As bolachas vendidas na seção de produtos dietéticos dos supermercados nem sempre são menos calóricas que as tradicionais. Não se pode confundir dietético ou diet com light.

"Chocolate light é menos calórico."
FALSO

O chocolate light tem menos açúcar – a sacarose é substituída por frutose ou aspartame. Entretanto, ele não é light em gorduras. A quantidade de lipídios pode até ser superior no chocolate light e, como as gorduras têm mais calorias que os açúcares, ele acaba sendo mais energético que o chocolate comum. Esse tipo de produto nada mais é do que uma forma de os fabricantes incitarem as pessoas preocupadas com a silhueta a consumir chocolate sem culpa.

"Chocolate amargo é menos calórico que ao leite."
FALSO

As pessoas acreditam que o chocolate amargo não engorda, contrariamente ao chocolate ao leite. Então, quanto maior o teor de cacau, menos calórico? Isso obviamente é falso. O chocolate amargo contém tantas calorias quanto o ao leite, pois o próprio cacau é um ingrediente gorduroso. As duas variedades de chocolate têm o mesmo valor energético, em média 550 calorias em cem gramas.

"Azeite é menos gorduroso que os outros óleos."

FALSO

O azeite extravirgem tem muitas qualidades, mas não se pode esquecer que é uma gordura e contém, como os outros óleos vegetais, 100% de lipídios. Uma colher (sopa) de azeite contém mais de cem calorias, por isso ele deve ser usado com moderação. Seu aroma delicado e seu gosto frutado permitem que seja consumido em pequena quantidade, assim sua utilização é interessante durante o regime.

"Água emagrece."

FALSO

A água não tem calorias, portanto não engorda, mas tampouco tem a propriedade de emagrecer. Ela é a única bebida indispensável ao organismo. Durante a dieta, recomenda-se tomar mais água, pois a perda de peso acarreta a formação de toxinas, mais rapidamente eliminadas com um grande consumo de água. Além disso, ela pode ajudar a diminuir a sensação de fome, freqüente quando se está seguindo a dieta hipocalórica.

Produtos "miraculosos"

Quando se tem muito peso a perder, é grande a tentação de lançar mão de produtos "miraculosos": pílulas que inibem o apetite, adesivos que acabam com a vontade de beliscar, medicamentos que queimam gordura, chás com propriedades emagrecedoras, cápsulas à base de plantas que equivalem a uma sessão de drenagem linfática etc.

Numerosos medicamentos foram testados e logo em seguida retirados do mercado por conta dos efeitos colaterais perigosos para a saúde. É o caso de diversos remédios à base de anfetaminas contra a fome, por exemplo.

Hoje é possível encontrar uma gama cada vez maior de produtos fitoterápicos, à venda em farmácias e lojas especializadas. Seus fabricantes prometem resultados visíveis em alguns dias. Entretanto, os efeitos da maior parte desses produtos não foram demonstrados cientificamente. Ainda assim, todos têm preços elevados.

Conclusão

A perda de peso é indispensável em casos de obesidade, para melhorar a qualidade de vida e diminuir os riscos à saúde, porém a prática diária da dieta geralmente é vista como punição. Para evitar que "regime" rime com "deprime", as dietas muito restritivas estão desaconselhadas. Deve-se dar preferência a programas mais flexíveis, toleráveis e que, portanto, sejam mais fáceis de seguir por um longo período.

Como os quilos excessivos não vão embora num passe de mágica, o sucesso depende primeiramente de boa dose de motivação e perseverança. Mas não espere conquistar a felicidade ou o sucesso pessoal e profissional com a simples perda de peso – você corre o risco de se decepcionar. A felicidade está ligada à aceitação de si mesmo e de sua imagem, com ou sem quilos a mais.

7
O adepto do beliscar

A palavra "beliscar" é definida como comer sem apetite ou em pequenas porções entre as refeições. O ato de beliscar é acusado de desequilibrar a alimentação e engordar. Entretanto, a definição da palavra não apresenta nenhuma noção de nocividade para o equilíbrio alimentar ou para a saúde. O problema reside na natureza do petisco. Caso se trate de chocolate, balas, bolos, rodelas de salame, salgadinhos, é evidente que o equilíbrio alimentar ficará comprometido.

Grande parte das pessoas, de todas as idades e profissões, gosta de beliscar. É preciso banir esse costume quando se deseja perder peso? Sim, quando se trata de petiscos gordurosos e/ou doces.

Neste capítulo, você vai conhecer opções de petiscos saudáveis, que podem ser beliscados sem comprometer o equilíbrio alimentar.

O que leva você a beliscar?

Beliscar é um ato raramente motivado pela fome. É um desejo de comer, por vezes irreprimível, que leva a pessoa a abrir a geladeira ou a despensa.

Existem vários tipos de beliscar:

- Beliscar associado a uma atividade "de repouso", como ver televisão ou mexer no computador. Nessas situações, é fácil comer um pacote de batata frita ou uma barra de chocolate. Trata-se de puro reflexo, de hábitos ligados a essas atividades. Com o espírito monopolizado pela tela, ficamos bem menos atentos aos sinais de saciedade que nos são enviados pelo cérebro e continuamos a comer, embora não tenhamos mais fome.

- O beliscar que ajuda a passar o tempo ou espanta o tédio, durante um longo percurso de carro ou de ônibus, por exemplo.
- O ato de beliscar é por vezes uma resposta às dificuldades da vida. A comida oferece prazer, certamente efêmero, mas que disfarça, ao menos temporariamente, o estresse ou as angústias. Beliscar para esquecer algum problema traz sem dúvida certo alívio, mas não resolve o problema inicial. O sentimento de culpa que vem após esse ataque voraz provoca por sua vez um estresse, e assim se entra em um círculo vicioso.
- O beliscar também pode estar associado à noção de prazer. No cinema, um saquinho de pipoca ou de balas são bem-vindos por toda a família. Os petiscos são ainda associados a momentos de convívio: aperitivos, bufês, cafezinhos etc.
- Beliscar também pode ser conseqüência de um regime excessivamente restritivo. Nesse caso, é a frustração e por vezes a fome que desencadeiam a ingestão alimentar. Há duas soluções: ou você deixa o regime mais flexível ou escolhe outro.

Quando o beliscar só aparece ocasionalmente e não interfere nas refeições principais, pode não ter conseqüências sobre o equilíbrio alimentar. Nesse caso, pode até se encaixar em uma dieta para emagrecer, desde que seja controlado, tanto em quantidade como em qualidade. O beliscar se torna patológico quando representa quase a totalidade de sua alimentação.

Beliscar: o inimigo nº 1 da silhueta?

Infelizmente, os petiscos em geral são alimentos muito doces e/ou gordurosos, particularmente calóricos. Eis alguns exemplos de petiscos nefastos para a silhueta:

Valor energético de alguns petiscos	
Alimentos	**Valor energético**
1 pacote pequeno (45 g) de batata frita	260 kcal
4 bolachas de chocolate sem recheio	250 kcal
1 fatia de brioche + pasta de chocolate	230 kcal
1 punhado de amendoim	200 kcal
5 balas de caramelo	200 kcal
4 rodelas de salame	190 kcal
1 pedaço de pão + 30 g de camembert	190 kcal
5 azeitonas pretas	180 kcal
1 lata (350 ml) de refrigerante	150 kcal
1 barra pequena (20 g) de chocolate	110 kcal
1 barra de cereais	110 kcal

O excesso de gordura e açúcar contido nesses alimentos favorece a transformação das calorias em gorduras estocadas no tecido adiposo. Forma-se assim, na mulher, acúmulo no quadril e, no homem, uma barriguinha. Esses excessos, associados ao sedentarismo, levam à formação da celulite, tão temida pelas mulheres, sejam magras ou mais cheinhas.

Beliscar de forma inteligente

Beliscar não é o fim do mundo, desde que não represente a base de sua alimentação e não seja constituído de alimentos altamente calóricos. Para começar, retire da despensa e da geladeira qualquer tipo de tentação: bolos, balas, chocolate, mortadela, salame, azeitonas, bolachinhas etc. Qualquer alimento que possa representar um risco deve desaparecer de seu alcance.

Se você gosta de beliscar na frente da televisão, prepare uma bandeja de petiscos, que pode constituir uma verdadeira refeição ou um simples lanchinho, conforme o horário e os alimentos escolhidos. Prepare com calma sua bandeja, para evitar ter que voltar aos armários da cozinha quando você já estiver acomodado no sofá. Coma lentamente para poder apreciar os petiscos e fique atento aos sinais de fome e saciedade.

Eis uma lista de alimentos para um beliscar saudável:

Petiscos possíveis por grupo de alimentos	
À base de legumes	Tomate-cereja; bastões de legumes: cenoura, pepino, abobrinha, aipo, rabanete, buquês de couve-flor, funcho etc., acompanhados de molho à base de queijo branco ou iogurte; palmito e champignon com molho de mostarda; picles no vinagre
À base de proteínas	Barquinhas de endívias com caranguejo;* enrolados de omelete com pasta de tomate seco;* vieiras disfarçadas;* 1 fatia de presunto magro; bastões de kani com camarão; ovo de codorna cozido
À base de frutas	Cubinhos de frutas frescas: abacaxi, maçã, pêra, melão, manga, melancia etc.; gomos de laranja ou toranja; frutas pequenas: morango, amora, jabuticaba, lichia; compota sem adição de açúcar

* Receitas a partir da página 193.

À base de derivados do leite	1 queijo do tipo Polenguinho light; 1 iogurte natural ou de frutas light; 1 potinho de queijo branco light
À base de cereais	Pequenas espigas de milho; 2 ou 3 grissinis (palitos salgados); 1 fatia de pão ázimo; 1 porção pequena de cereais matinais sem adição de açúcar; 1 ou 2 torradas de cereais
Outros	1 copo de água com gás aromatizada ou de refrigerante light; 2 ou 3 balas sem açúcar

Atenção: não é para comer tudo que está indicado!

Não quero estimular o hábito de beliscar, mas simplesmente mostrar que, se for racional, ele pode fazer parte de um bom equilíbrio alimentar. Dessa forma, já não se trata realmente de petiscos, mas de um lanche ou até uma verdadeira refeição, de acordo com os alimentos escolhidos.

Os alimentos citados no quadro são pobres em gordura e açúcar puro, o que permite beliscá-los sem causar prejuízos à silhueta. Por outro lado, se forem consumidos em excesso, vão acarretar ganho de peso, da mesma forma que os produtos gordurosos ou doces.

Escolha do quadro alguns alimentos de que você gosta para constituir sua bandeja de petiscos. Se você tiver uma necessidade urgente de beliscar, alguns desses produtos já devem estar na geladeira, para que se evite qualquer excesso.

Antes de começar a comer, beba um grande copo de água, que tem o efeito de amenizar a fome, passageiro porém eficiente contra ataques vorazes. Isso vai permitir que você aprecie melhor os petiscos e limite a quantidade.

Para um beliscar leve (à tarde, por exemplo), escolha:

- uma bebida sem açúcar: chá, café, água com ou sem gás, refrigerante light;
- um petisco à base de frutas *ou* de derivados do leite;
- um petisco à base de cereais.

Para um beliscar que vale por uma refeição, escolha um elemento de cada grupo:

- um petisco à base de legumes;
- um petisco à base de proteínas;
- um petisco à base de frutas;
- um petisco à base de derivados do leite;
- um petisco à base de cereais;
- uma bebida sem açúcar.

Estruturando as refeições para evitar ataques de fome

Se sua vontade de beliscar for motivada pela fome, você precisa aprender a estruturar melhor sua alimentação, o que vai evitar os ataques de fome nos intervalos das refeições (veja, nas páginas 87 a 90, quantidades e escolha dos alimentos). Um lanche pela manhã e outro à tarde vão ajudá-lo a esperar a próxima refeição. As refeições principais devem então ser um pouco mais leves, para que o equilíbrio seja mantido.

Algumas idéias de cardápios				
Café-da-manhã	**Lanche da manhã**	**Almoço**	**Lanche da tarde**	**Jantar**
Chá de limão	Morango	Rabanete + manteiga light	Maçã	Sopa de ervilha

Cereal de trigo integral Queijo branco light		Filé mignon Arroz ao molho de tomate Iogurte probiótico		Presunto magro 1 fatia de pão Salada de folhas + cubinhos de queijo prato Compota sem açúcar
Chá de jasmim 2 fatias de pão torrado Geléia light	1 copo de leite	Salada de arroz com toranja Filé de frango Vagem Ricota	Bandeja de petiscos: Chá verde 2 grissinis + compota sem açúcar	Salada sortida: tomate, milho, atum, endívia, aipo, champignon 1 fatia de pão Iogurte de frutas light
Café com leite Torradas Requeijão light	Jabuticaba	Abobrinha ralada Rosbife Salada de batata Iogurte de frutas light	Chá de jasmim 1 fatia de pão + manteiga light	Tabule Barquinhas de endívias com caranguejo* 1 queijo do tipo Polenguinho light Pêssego
1 copo de leite 2 fatias de pão de forma 1 pouquinho de manteiga	Compota sem açúcar	Tomate-cereja Lombo de porco Feijão Iogurte batido com calda de amora	Café 2 bolachas do tipo água e sal	Creme de abóbora Carne moída magra Purê de brócolis Ricota

				1 fatia de pão Salada de frutas vermelhas
Café preto 4 torradas de cereais Manteiga light Suco de laranja	Iogurte natural	Tzatziki* Filé de pescada assado Arroz selvagem Maçã ao forno	Chá de maçã Kiwi	Bandeja de petiscos: Bastões de legumes + molho de iogurte Camarão com kani 1 pão ázimo + 1 queijo do tipo Polenguinho light Cubos de manga
Café com leite Granola sem açúcar Iogurte	Amora	Aspargos com vinagre e azeite Assado de carne de porco Espaguete Queijo ralado	Café preto 2 torradas + um pouquinho de manteiga	Rolinho primavera Sushi Salada de folhas Lichia

* Receitas a seguir.

Receitas de petiscos leves

Tzatziki
Tempo de preparo: 10 minutos Tempo de repouso: 30 minutos

Refrigeração: 1 hora
Rendimento: 4 porções

Ingredientes
1 pepino
1 colher (sopa) de sal grosso
2 dentes de alho
2 potes de iogurte natural
2 ramos de endro
Pimenta-do-reino

Lave, descasque e corte o pepino no sentido do comprimento. Retire as sementes e rale-o. Coloque numa tigela com o sal grosso e deixe soltar água por trinta minutos. Enxágüe bem e escorra em uma peneira. Retire o excesso de água com papel absorvente. Descasque os dentes de alho e retire o miolo. Esprema-os e misture todos os ingredientes: pepino, alho, iogurte, o endro bem picadinho e a pimenta-do-reino. Coloque em tigelas individuais e deixe por uma hora na geladeira. Sirva puro ou com bastões de legumes e kani.
Valor por porção: 45 Kcal.

Enrolados de omelete com pasta de tomate seco

Tempo de preparo: 5 minutos
Cozimento: 3 minutos
Material: 15 palitos de dente
Rendimento: 15 enrolados

Ingredientes
2 ovos
3 ramos de cebolinha
1 colher (chá) de óleo de girassol

2 colheres (sopa) ou 40 g de tomate seco
Sal e pimenta-do-reino

Quebre e bata os ovos com um garfo. Corte a cebolinha bem fina e incorpore aos ovos. Tempere com sal e pimenta. Unte uma frigideira antiaderente com a ajuda de um papel absorvente embebido no óleo e cozinhe a omelete. Coloque-a num prato e deixe esfriar alguns minutos. Bata o tomate seco no processador ou esmague-o no pilão até formar uma pasta. Espalhe a pasta de tomate seco por toda a superfície da omelete e corte-a em duas partes iguais. Enrole cada uma das metades no sentido do comprimento de maneira a formar um canudo, depois corte cada canudo em pequenas fatias. Espalhe os enrolados numa travessa e sirva com os palitos de dente.
Valor por enrolado: 20 Kcal.

Barquinhas de endívias com caranguejo

Tempo de preparo: 10 minutos
Refrigeração: 1 hora
Rendimento: 6 barquinhas

Ingredientes
1 endívia
180 g de carne de caranguejo desfiada e cozida
2 queijos do tipo Polenguinho light
1 colher (sopa) de vinagre balsâmico
2 colheres (chá) de creme de leite light
1 colher (chá) de molho inglês
Sal e pimenta-do-reino

Separe as folhas da endívia e lave-as com água fria. Seque com papel absorvente e sobreponha duas folhas para formar cada barquinha. Prepare

o molho: misture bem os queijos, o vinagre balsâmico, o creme de leite e o molho inglês. Tempere com sal e pimenta-do-reino e incorpore a carne de caranguejo. Coloque um pouco dessa mistura sobre cada barquinha de endívia e leve à geladeira por uma hora. Sirva bem frio.
Valor por barquinha: 45 Kcal.
Variações: Se não encontrar carne de caranguejo, use carne de siri ou atum em conserva.

Vieiras disfarçadas

Tempo de preparo: 5 minutos
Cozimento: 10 minutos
Material: 12 palitos de dente
Rendimento: 12 unidades

Ingredientes
1 colher (chá) de margarina light
12 vieiras com a parte coral
1 fatia fina ou 40 g de salmão defumado
2 fatias finas ou 20 g de bacon

Derreta a margarina numa frigideira e acrescente as vieiras. Deixe cozinhar por um minuto de cada lado. Reserve. Corte a fatia de salmão defumado em seis pedaços e as de bacon em três pedaços cada. Enrole metade das vieiras nos pedaços de salmão e a outra metade nos pedaços de bacon. Prenda cada vieira com um palito de dente e leve ao forno por quatro a cinco minutos. Sirva sobre folhas de rúcula.
Valor por unidade: 24 Kcal.

Conclusão

O beliscar não deve ser visto como algo que vai necessariamente arruinar a dieta. Em nossa sociedade de consumo, em que tudo nos incita a comer a qualquer hora do dia, é preciso aprender a organizar os beliscos, a fim de encaixá-los naturalmente no interior de uma alimentação sadia e equilibrada.

8
O comilão

Os pecados da gula

Tantas vezes você já ouviu que a gula é um pecado. É ótimo sentir prazer em comer, mas às vezes é preciso ser racional se você não quiser ver os ponteiros da balança subirem. Seu ponto fraco é que você não come necessariamente em grande quantidade, mas a riqueza de sua alimentação o impede de manter um peso estável, e pouco a pouco você se distanciou de sua forma ideal. Para você, dieta é sinônimo de aborrecimento, e é impossível agüentar mais de uma semana sem os pecados da gula.

Você não precisa se privar completamente de seus pratos ou sobremesas preferidos, mas deve primeiramente tomar consciência de quanto sua alimentação é calórica. Se você não está convencido disso, veja a seguir o valor energético e os teores de gordura e açúcar de alguns alimentos.

Valor energético de alguns alimentos				
Alimento	**Quantidade**	**Lipídios**	**Glicídios**	**Calorias**
Big Mac	1 unidade	27 g	41 g	504
Batata frita	1 porção = 150 g	28 g	60 g	510
Banana split	1 taça	18 g	54 g	412
Picanha	100 g	15 g	0	258

Pão com chocolate	1 unidade = 70 g	14 g	33 g	280
Chocolate ao leite	2 barras = 40 g	12 g	24 g	220
Refrigerante	1 lata = 350 ml	0	37 g	148
Maionese	1 colher de sopa	12 g	0	110

Lipídios = gorduras; glicídios = açúcares simples + açúcares complexos.

Esses alimentos são "bombas calóricas", ricas em açucares e/ou gorduras. Não é preciso consumir grandes quantidades para, ao final do dia, ter ingerido um valor energético alto. Se você consome diariamente um ou vários desses alimentos, arruína seus esforços e compromete sua dieta.

Eles são muito difíceis de integrar a um regime para emagrecer, por isso é preciso encontrar outros alimentos tão saborosos quanto esses, mas menos doces e gordurosos, para satisfazer suas vontades.

Que tipo de comilão você é?

Para traçar seu perfil de comilão, faça o seguinte teste:

1) No café-da-manhã, você come preferencialmente:
   (a) pão ou torradas com manteiga ou queijo.
   (b) bolos, waffles ou bolachas recheadas.
   (c) pão, torradas, cereais ou um bolo – você gosta de variar.

2) Suas refeições se compõem de:
   (a) uma entrada e um prato principal.
   (b) um prato principal e uma sobremesa.
   (c) uma entrada, um prato principal e uma sobremesa.

3) Como aperitivo, você prefere:
   (a) uma cerveja ou uma taça de vinho e amendoins salgados.
   (b) uma sangria e frutas secas.
   (c) pouco importa, desde que haja outros petiscos.

4) No restaurante, para terminar a refeição, você opta por:
   (a) mais um pouquinho daquele prato delicioso.
   (b) uma boa sobremesa – sorvete ou bolo.
   (c) os dois!

5) Quando recebe amigos para jantar, você prepara:
   (a) um prato tradicional.
   (b) um prato mais exótico, agridoce.
   (c) os dois, para satisfazer todos os convidados.

6) Quando sente um vazio no estômago no fim da tarde, você prepara:
   (a) pão com presunto e queijo.
   (b) torradas com pasta de chocolate.
   (c) o que lhe cair nas mãos.

7) Ao jantar na casa de amigos, você se deixa facilmente tentar por um segundo pedaço de:
   (a) carne com batata frita.
   (b) bolo.
   (c) tudo!

Resultados

Se você escolheu mais respostas a.

Você é incontestavelmente louco por salgados: frios, queijos, pratos típicos regionais etc. Você se deleita menos com açúcar, ainda que não negue uma boa mousse de chocolate. Gosta de comida, das refeições com os amigos, dos aperitivos, o que dificilmente é compatível com a dieta.

Para que o regime caminhe bem, é absolutamente indispensável manter o prazer nas refeições, assim como a boa convivência entre amigos. Você precisa de orientações para tornar mais leves os pratos que encantam seu paladar.

Siga o guia a partir do final desta página.

Se você escolheu mais respostas b.

Chocolate, bolos, sorvetes... você não consegue viver sem eles! Louco por doces, as dietas que você já tentou fazer foram uma tortura porque o privaram de sua cota diária de açúcar. Você sempre guarda um espaço para a sobremesa e adora os pratos agridoces da cozinha asiática ou crioula. Você vive o exotismo por meio de um frango com abacaxi ou de um pato com laranja.

Evidentemente, se quiser emagrecer, você não pode continuar a se fartar de doces, mas algumas orientações e cardápios adaptados a seu perfil certamente vão ajudá-lo a levar uma dieta.

Siga o guia da página 207.

Se você escolheu mais respostas c.

Você é louco por... tudo! Doce, salgado, pouco importa – você gosta de comer. É bem verdade que você tem suas preferências, mas pode cair de amores tanto por uma suculenta feijoada quanto por uma fabulosa torta de morango com calda de chocolate.

É claro que é difícil para você seguir uma dieta, quando ela impõe queijo branco light, filé de peixe grelhado e vagens cozidas no vapor. Você desiste ao fim do terceiro dia, incapaz de levar adiante um regime que não lhe dá o menor prazer nas refeições. Você precisa de uma dieta na qual leveza e sabor sejam cúmplices. Precisa regalar suas papilas gustativas, mesmo em períodos de regime.

Siga o guia da página 212.

Louco por salgados

Orientações especiais para quem adora iguarias salgadas:

- Respeite as regras do equilíbrio alimentar (veja as páginas 84 a 97, "A dieta hipocalórica clássica").
- Para não se cansar do regime, brinque com a variedade. Diversifique as carnes, os peixes, os legumes, para evitar a monotonia. Deixe seu prato mais alegre combinando legumes de diversas cores: pimentão vermelho e amarelo, brócolis, champignon, cenoura, ervilha. Encante seu paladar com ervas aromáticas: pepino com hortelã, tomate com manjericão, cenoura ralada com cebolinha. Acrescente nas massas e no arroz temperos coloridos, como açafrão, páprica e curry, ou temperos perfumados, como cominho, cardamomo e cravo.
- Cuide da apresentação. Mesmo um simples refogado de legumes ou uma salada mista merecem ser servidos em belos pratos ou numa linda travessa. Decore o prato com rodelas de limão, folhas de hortelã ou, por que não, uma florzinha no canto.
- Deixe suas receitas mais leves. Comece dosando a gordura que você utiliza: com uma colher de sopa ou de chá, meça o óleo que você precisa para temperar saladas ou preparar o prato principal. Conte no máximo uma colher (sopa) de óleo por pessoa por refeição. Troque o creme de leite integral pelo light. Torne mais leve seu vinagrete adicionando pouco óleo e um pouquinho de água, ou faça molhos à base de iogurte ou ricota (veja receita de molho para salada na página 205). Privilegie as formas de cozimento nas quais o acréscimo de gordura não é indispensável: grelhado, na churrasqueira, assado, no vapor etc. Troque os molhos gordurosos, como maionese, bechamel e quatro queijos, por outros mais leves: molho de tomate, mostarda, ketchup, bechamel light (veja receita na página 153) etc.
- Fuja das gorduras "escondidas". Os lipídios (gorduras) são os nutrientes mais calóricos: um grama de lipídios contém nove calorias, enquanto a mesma quantidade de açúcar ou de proteína contém quatro. Contrariamente às gorduras "visíveis", como man-

teiga, creme de leite ou óleo, as escondidas são mais difíceis de ser localizadas. Entretanto, estão presentes em numerosos alimentos: doces, frios, bolos, bolachas, chocolate, amendoins e outros grãos oleaginosos, queijos etc. Todos esses alimentos, quando consumidos diariamente, podem causar ingestão excessiva de gordura, desequilibrar rapidamente a alimentação e induzir o ganho de peso. Assim, modere o consumo de frios e embutidos: prefira o peito de peru e a salsicha de frango e esqueça por algum tempo os outros produtos, pelo menos até a estabilização de seu peso. Prefira os laticínios desnatados (iogurte, queijo branco, ricota, cottage) aos queijos amarelos. Se durante a semana você não deu nenhum escorregão, dê-se o prazer de um pedaço de camembert ou queijo de cabra no fim de semana. Isso o ajudará a prosseguir a dieta sem muita frustração.

- Escolha os cortes mais magros de carne.
  - Aves: evite consumir a pele.
  - Vaca: escolha cortes magros, como rosbife, carne moída magra e contrafilé. Evite picanha, costela e cortes com mais de 15% de gordura.
  - Cordeiro: o pernil sem gordura é preferível às costeletas.
  - Carne de panela ou para churrasco: retire a gordura visível antes do cozimento.
  - Porco: o lombo é uma carne mais magra.

Cardápio especial para quem é louco por salgados	
Café-da-manhã, a escolher	
Chá verde com hortelã 4 torradas de cereais 2 porções de requeijão light 1 laranja	Café preto 50 g de pão 10 g de manteiga 100 g de queijo branco light 1 kiwi

Chá com leite 3 bolachas do tipo água e sal 15 g de manteiga light 1 ovo mole na casca	Café com leite 1 fatia de pão de forma integral 1 pouquinho de manteiga 1 fatia de presunto magro
Almoço	**Jantar**
Pepino com hortelã 1 fatia de pernil de cordeiro 5 colheres (sopa) de feijão 1 iogurte natural	Omelete com peito de peru Espinafre refogado Requeijão light 1 fatia de pão 1 tangerina
Aipo ralado com molho para salada* Lombo de porco assado Alho-poró refogado Queijo branco light 5 colheres (sopa) de arroz integral	5 colheres (sopa) de lentilha com cebola Truta assada Tomate ao forno Iogurte batido + frutas vermelhas
Patê de peixe* Fígado bovino na frigideira Purê de brócolis 5 colheres (sopa) de arroz Salada de laranja	Carpaccio de carne bovina sobre folhas de rúcula Legumes crus variados Requeijão light 2 fatias de pão de cereais
Alface crespa com peito de peru Carré de avestruz Espiga de milho grelhada 1 iogurte natural	Frango assado com ervas 7 colheres (sopa) de ervilha no vapor Queijo cottage Manga
Beterrabas crua ralada com kani Mexilhão com salsa e cebola 5 colheres (sopa) de arroz com açafrão e cebola Ricota	Pizza caseira* Salada de endívia Compota de maçã sem adição de açúcar

* Receitas a seguir.

Molho para salada

Tempo de preparo: 5 minutos
Rendimento: 4 porções

Ingredientes
1 gema de ovo cozida
1 colher (chá) de mostarda
1 colher (chá) de vinagre
1 iogurte natural
1 pitada de pimenta-do-reino
Sal

Amasse a gema cozida e misture com a mostarda. Acrescente o vinagre, o sal, a pimenta-do-reino e incorpore o iogurte natural. Misture bem até obter um molho cremoso. Se quiser, acrescente ervas aromáticas de sua escolha: hortelã, manjericão, estragão, cebolinha. Esse molho é ideal para acompanhar aipo ralado, aspargos, pepino etc.
Valor por porção: 30 Kcal.
Variação: Substitua o iogurte natural por ricota ou cottage.

Patê de peixe

Tempo de preparo: 10 minutos
Cozimento: 3 a 4 minutos
Refrigeração: 1 hora
Rendimento: 4 porções

Ingredientes
150 g de filé de pescada (ou outro peixe de carne branca)

125 g de salmão
1 cebola
Suco de meio limão
120 g de iogurte natural desnatado
1 colher (sopa) de creme de leite light
2 colheres (sopa) de cebolinha
Sal e pimenta-do-reino

Cozinhe a pescada e o salmão no microondas por três a quatro minutos, na potência baixa (devem ficar levemente cozidos), deixe esfriar e esfarele-os. Retire todas as espinhas. Descasque, pique a cebola finamente e misture-a com o peixe. Acrescente o limão, o iogurte e o creme de leite. Tempere com o sal, a pimenta-do-reino e a cebolinha. Deixe na geladeira por uma hora. Sirva com pão integral torrado.
Valor por porção: 125 Kcal.

Pizza caseira

Tempo de preparo: 15 minutos
Cozimento: 15 a 20 minutos
Rendimento: 4 porções

Ingredientes
1 massa de pizza pronta (250 g)
1 cebola
1 colher (sopa) de azeite
100 g de molho de tomate
1 colher (sopa) de ervas de Provence
1 colher (sopa) de orégano
2 fatias de presunto magro
70 g de emmenthal ralado
4 nozes

Retire a massa da geladeira vinte minutos antes de utilizá-la e coloque-a em uma assadeira que possa ir ao forno. Pré-aqueça o forno a 220 °C. Descasque e corte a cebola em rodelas finas. Refogue-a por cinco minutos em fogo baixo no azeite. Espalhe o molho de tomate sobre a massa de pizza. Salpique-a com as ervas de Provence e o orégano. Espalhe a cebola sobre a massa. Corte o presunto em tirinhas e coloque-as sobre a pizza. Acrescente o emmenthal ralado. Decore a pizza com as nozes. Leve ao forno por dez a quinze minutos. Sirva com uma salada de endívia ou legumes crus.
Valor por porção: 300 Kcal.

O segredo da pizza

A pizza é muitas vezes considerada um prato incompatível com a dieta. Na realidade, basta escolher coberturas adequadas (molho de tomate, presunto magro, frutos do mar, queijo de cabra fresco etc.) para evitar o excesso calórico.

Louco por doces

Orientações especiais para quem não vive sem doces:

- Respeite as regras do equilíbrio alimentar (veja as páginas 84 a 97, "A dieta hipocalórica clássica").
- Desconfie de embalagens de derivados do leite que indicam "somente 5% de teor de gordura", "menos de 10% de teor de gordura" etc. Com bastante freqüência, trata-se do teor normal de matéria gordurosa para o produto em questão. Apesar de não ser mentirosos, esses rótulos fazem crer que os produtos são light, quando não é bem assim.
- Pela mesma razão, as bolachas light não devem ser consumidas livremente. Em geral, a redução calórica não é muito significa-

tiva, e a menção "sem açúcar" indica habitualmente que o produto não contém sacarose, mas pode conter frutose ou outro açúcar que contém calorias.

- As bolachas dietéticas não são light. São produtos enriquecidos com magnésio, fibras, ferro, vitaminas etc., mas podem conter tantas calorias quanto as bolachas clássicas.
- Escolha sobremesas simples: frutas, iogurtes ou compotas sem açúcar.
- Cuidado com os docinhos. Por ser pequenos, podem incentivar o consumo sem remorso nem preocupações. Pense que três ou quatro docinhos equivalem a um doce de tamanho normal.
- Caia na tentação, mas seja racional. Duas bolas de sorbet ou de sorvete light, uma fatia pequena de torta de frutas ou um pedaço pequeno de pudim, consumidos ocasionalmente, não vão colocar sua dieta em perigo.
- Atenção às tentações desastrosas – sorvetes com calda e cobertura, bolo de chocolate e tortas com creme são bem mais difíceis de integrar ao regime.
- Se você gosta do sabor agridoce, acrescente preferencialmente frutas frescas a suas receitas: pato com manga, frango com abacaxi etc. As frutas secas e as oleaginosas são muito mais calóricas, e os pratos que levam esses ingredientes são bem mais energéticos.

Cardápio especial para quem é louco por doces	
Café-da-manhã, a escolher	
Café com leite 4 bolachas de cereais 1 pouquinho de manteiga 2 damascos pequenos	Chá aromatizado com casca de laranja 1 tigela de flocos de milho sem açúcar + iogurte batido com pedaços de morangos

Café preto 2 fatias de pão de forma Compota de maçã sem açúcar Iogurte de frutas light	Chá de maçã com canela 3 torradas Geléia de laranja light Queijo branco
Almoço	**Jantar**
Escalope de filé mignon com champignon 150 g de batata no vapor Pudim de baunilha light Melão	Sopa de macarrão cabelo-de-anjo 1 porção de carne moída magra Couve-flor gratinada 1 fatia de pão 1 iogurte natural + frutas vermelhas
4 colheres (sopa) de tabule com hortelã 1 espetinho de camarão Legumes salteados 1 iogurte natural batido + calda de morango*	Sopa de tomate Presunto magro 6 colheres (sopa) de purê de cenoura e batata Salada de frutas*
Salada de endívia com maçã 1 filé de linguado assado 5 colheres (sopa) de arroz basmati Ricota	Toranja Ovos mexidos com ervas aromáticas 6 colheres (sopa) de trigo com legumes 1 iogurte de frutas light
Salada de alface com gomos de laranja 1 filé mignon com molho de pimenta verde 150 g de tagliatelle 1 iogurte natural	Salada de rúcula com pêra Peru assado Beringela com molho de tomate Pudim de baunilha light
4 colheres (sopa) de salada de grão-de-bico Frango assado	5 colheres (sopa) de salada de batata com cebola 1 filé de pescada assado

Brócolis com creme de leite light	Refogado de legumes
1 iogurte de frutas light	Queijo branco light

* Receitas a seguir.

Receitas leves para quem é louco por doces

Calda de morango

Tempo de preparo: 10 minutos
Rendimento: 4 porções

Ingredientes
150 g de morango
50 ml de água
15 g de frutose

Lave, retire os cabinhos dos morangos e corte-os em quatro. Leve a água e a frutose para ferver, depois adicione os morangos. Deixe ferver por alguns segundos, mexendo sempre. Bata no liquidificador ou mixer e passe por uma peneira fina. Você pode substituir os morangos por amoras ou pedaços de manga. Essa calda é ideal para aromatizar iogurtes naturais e queijos brancos.
Valor por porção: 26 Kcal.

Salada de frutas

Tempo de preparo: 10 minutos
Refrigeração: 1 hora
Rendimento: 4 porções

Ingredientes
½ melão

1 banana
1 maçã
1 nectarina
1 limão
2 colheres (sopa) de frutose
Algumas jabuticabas ou cerejas

Retire as sementes do melão e, com o auxílio de um boleador, faça pequenas bolinhas da fruta. Descasque e corte a banana em rodelas. Descasque e pique a maçã e a nectarina. Coloque as frutas em uma saladeira. Regue-as com o suco do limão, acrescente a frutose e misture bem. Deixe na geladeira por uma hora. No momento de servir, misture novamente, divida em quatro taças e decore com as jabuticabas ou cerejas lavadas.
Valor por porção: 115 Kcal.

Bolo de maçã com canela

Tempo de preparo: 15 minutos
Cozimento: 30 minutos
Rendimento: 5 porções

Ingredientes
80 g de farinha
2 ovos
1 colher (sopa) de açúcar de baunilha
2 pitadas de canela em pó
5 colheres (sopa) cheias de adoçante culinário em pó
½ colher (sopa) de fermento químico
30 g de manteiga
60 g de iogurte natural desnatado
1 maçã golden (150 g)

Pré-aqueça o forno a 200 ºC. Coloque a farinha em uma tigela, acrescente os ovos e misture bem. Incorpore a seguir o açúcar de baunilha, a canela, o adoçante e o fermento. Misture novamente. Derreta a manteiga no microondas (em potência baixa) e integre-a à massa, junto com o iogurte. Misture energicamente. Descasque a maçã, retire o miolo, pique-a em pedacinhos e junte-a à massa. Unte uma forma pequena, despeje a massa e leve ao forno por cerca de trinta minutos. Desenforme ainda quente e deixe esfriar sobre um prato. Sirva morno ou frio.

Valor por porção: 170 Kcal.

Variação: Se você não encontrar açúcar de baunilha, use 1 colher (sopa) de açúcar + 1 colher (chá) de essência de baunilha.

Louco por tudo

Orientações especiais para quem adora comer de tudo:

- Respeite as regras do equilíbrio alimentar (veja as páginas 84 a 97, "A dieta hipocalórica clássica").
- Siga as orientações indicadas para quem é louco por salgados e por doces.
- Tente fazer um jantar mais leve. Se essa refeição for farta, os excessos serão estocados pelo organismo, que não gasta muito durante a noite.
- Fique atento ao tempero. O benefício de uma salada de folhas ficará bastante comprometido se você temperá-la com três colheres (sopa) de azeite.
- Tenha prazer à mesa, mas não abuse das quantidades. A entrada deve corresponder no máximo a três colheres (sopa), e a massa, o arroz ou a batata, a cinco ou seis colheres (sopa).
- Se você sente necessidade de ver seu prato cheio, coma em um prato de sobremesa, menor que o regular.

- Se você não resistiu aos frios ou embutidos, escolha uma sobremesa mais leve – uma fruta, uma compota sem açúcar etc.
- No restaurante, tome uma taça de apenas uma bebida alcoólica. Da mesma forma, escolha ou a entrada ou a sobremesa.
- Antes de pedir a sobremesa, pense bem se você ainda está com fome ou se é pura gula.
- Estabeleça um cardápio semanal, assim você pode fazer as compras de acordo com uma lista composta com antecedência. As tentações são menores quando você passa sem se demorar pelas prateleiras do supermercado, seguindo sua lista à risca.
- Coloque na mesa somente o que você previu para a refeição, por exemplo: retire da geladeira um só queijo, corte sua fatia de pão antes de se sentar, não tenha à sua frente tentações como maionese, queijo ralado etc.
- Se você faz suas refeições sozinho, prepare uma bandeja para evitar as idas e vindas à geladeira.
- Não se esqueça de que o equilíbrio alimentar não se constrói em uma única refeição. Se você cometeu um deslize no almoço, pode muito bem recuperar no jantar. Da mesma forma, um excesso pode ser corrigido no dia seguinte, com uma alimentação mais leve. Limite os riscos de excesso (restaurantes, convites à casa de amigos, *happy hours*) a duas vezes por semana. Além desse limite, fica difícil corrigir eventuais erros.

Conclusão

Louco por doces, louco por salgados... Se você deseja ter prazer à mesa, é preciso apreciar mais a qualidade que a quantidade. E, para poder viver sua gulodice sem complexos, descubra o sabor das frutas e legumes da estação, saboreie peixes grelhados, faça de sua alimentação uma sinfonia de cores e sabores repletos de sol!

9

O solteiro que não sabe cozinhar

Em um fenômeno social que já não é tão recente, uma fatia cada vez maior da sociedade está solteira, seja por opção ou pelas circunstâncias da vida. O número de pessoas que vivem sozinhas cresce a cada ano, conseqüência das taxas crescentes de divórcios ou ainda do fato de que hoje os jovens demoram cada vez mais para se casar. Homens ou mulheres, jovens ou nem tanto, os solteiros adotam, nos dias atuais, um modo particular de se alimentar:

- a refeição é feita em pé, na frente da televisão ou de uma revista;
- a alimentação é por vezes anárquica, sem nenhuma regra de horário – come-se a qualquer momento do dia;
- o solteiro não sabe ou não tem vontade de cozinhar – consome principalmente pratos prontos;
- o solteiro gosta de beliscar entre as refeições;
- muitas vezes ele se contenta com um sanduíche comido às pressas na cozinha;
- freqüentemente faz as refeições fora de casa, sozinho ou com amigos;
- para evitar ter que preparar alguma coisa, o solteiro escolhe a solução mais fácil: pede pizza por telefone.

Quando sozinho rima com gordinho

Por que temos tendência a engordar quando moramos sozinhos? O solteiro adquire rapidamente maus hábitos alimentares – não se dá o trabalho de preparar uma refeição decente, às vezes nem mesmo de fazer compras. Nutricionalmente, ele se deixa levar. E, sobretudo, geralmente não sabe cozinhar.

Alguns dão muito pouca importância às refeições, e menos ainda a prepará-las. Por que ficar duas horas na frente do fogão, se é tão mais fácil abrir uma lata e esquentá-la no microondas?

Para muitos solteiros, a refeição não significa mais um momento de convívio, e o prazer de comer se transformou em simples necessidade. Os beliscos na frente da televisão, o abuso de sanduíches e outros petiscos conduzem ao ganho de peso sorrateiro, mas inevitável. Por todas essas razões, quem vive sozinho está mais propenso ao ganho de peso.

Ao mesmo tempo, o solteiro é preocupado com a silhueta. Ele quer agradar e se interessa pelas dietas da moda. Mas quer emagrecer depressa e, sobretudo, não ser obrigado a passar uma hora na cozinha antes de se sentar à mesa.

Infelizmente, a maioria dos regimes exige um mínimo de tempo dedicado ao preparo das refeições. É preciso preparar a entrada, o prato principal e a sobremesa, cozinhar legumes, carne etc. Mas as indústrias, pensando nesse público, criaram os pratos prontos light, apresentados em porções individuais, que aliam praticidade a baixo teor calórico – a solução milagrosa para todos os solteiros que não sabem cozinhar e querem perder alguns quilos. É bem verdade que esses produtos são práticos, mas apresentam um inconveniente importante: o preço.

Veja a seguir uma análise dos pratos prontos, light ou não, assim como conselhos de compra.

Pratos prontos light

Antes de comprar um prato pronto, é preciso saber decifrar o rótulo. O valor nutricional sempre vem indicado na embalagem, na qual é possível encontrar:

- o valor energético do prato, expresso em quilojoules (kJ) e quilocalorias (kcal) (1 kcal = 4,18 kJ). Não se esqueça de fazer a conversão da porção apresentada no rótulo para a porção consumida, se essa informação suplementar não estiver indicada;
- o teor de proteína. O prato principal deve conter de dezoito a vinte gramas de proteína. Essa quantidade evita a perda de massa muscular durante o regime;
- o teor de lipídios (gorduras totais). Para um prato light, esse teor deve ser o mais baixo possível. Privilegie os pratos que contiverem teor de lipídios inferior a três gramas por cem gramas de produto e verifique se o teor de proteína é pelo menos três vezes superior ao de gorduras;
- o teor de glicídios (carboidratos). Esse valor é variável em função da natureza do prato. Caso se trate de um prato à base de carne e legumes, o teor de glicídios será baixo (menos de 5 g por 100 g de produto). Entretanto, caso se trate de um prato à base de carne e tubérculos ou cereais (batata, massa, arroz etc.), o teor de glicídios será mais elevado (superior a 10 g).

O valor energético do prato vai depender do teor de proteína, lipídios e glicídios. Privilegie os pratos ricos em proteína e pobres em lipídios. Quanto ao teor de glicídios, ele reflete simplesmente a presença ou a ausência de tubérculos e cereais. Se o prato contiver tais componentes, será preciso limitar a quantidade de pão; caso contrário, acompanhe seu prato de uma ou duas fatias.

O teor de sódio também vem indicado na embalagem. Para saber o teor de sal, é preciso multiplicar o de sódio por 2,54. Não se esqueça de calcular a ingestão por porção consumida. Os pratos prontos em geral contêm grande quantidade de sal, e não se deve de forma alguma acrescentar mais à mesa.

Exemplo de um rótulo nutricional (por 100 g)	
Valor energético	437 kJ/105 kcal
Proteínas	7,7 g
Gorduras totais (lipídios)	3 g
Carboidratos (glicídios)	11,7 g
Sódio	28 mg

Esse rótulo fornece os valores nutricionais por cem gramas. Considerando que a porção seja de trezentos gramas, o prato fornece:

- 1.311 kJ/315 kcal;
- 23 g de proteínas;
- 9 g de lipídios;
- 35 g de glicídios;
- 2,1 g de sal.

Alegações nutricionais

As indústrias utilizam cada vez mais termos tentadores para chamar a atenção de quem quer emagrecer: "leve", "baixas calorias", "0% de gordura", "light" etc.

- A palavra "light" deve ser completada por uma explicação da natureza dessa leveza: em açúcar, em gorduras... Essa leveza toma como parâmetro um produto padrão, e deve haver indicação da porcentagem de redução.

- A menção "teor reduzido de gordura" implica que o teor de gordura do produto seja pelo menos 25% menor em relação ao produto comum.
- A expressão "baixo teor de gordura" garante que o produto contém menos de três gramas de lipídios a cada cem gramas (ou menos de 1,5 g a cada 100 ml).

Os termos "leve", "0% de gordura", "baixas calorias" não fazem referência a um produto padrão e não têm valor oficial. Ainda que não sejam mentirosas, essas alegações são, na maioria das vezes, fruto de estratégias de *marketing* para chamar a atenção do consumidor, que compra esses produtos pensando que são light. Nem sempre é o caso.

Assim, é importante saber ler o rótulo de informações nutricionais, para evitar cair nas armadilhas do *marketing* industrial. Seja vigilante e desmascare os falsos light, comparando diversos produtos similares.

Em casa: aprendendo a compor suas refeições

Como compor um cardápio equilibrado

O café-da-manhã deve conter:

- uma bebida: chá ou café;
- um cereal: pão, torradas ou cereal matinal com pouco açúcar;
- um derivado do leite: leite, iogurte ou queijo branco;
- um pouco de gordura: manteiga ou margarina comum ou light.

As refeições principais devem conter:

- uma hortaliça crua: folhas ou um legume cru, ou uma fruta como sobremesa;

- um prato principal: carne, peixe ou ovos, acompanhados de legumes ou tubérculos ou cereais;
- um derivado do leite: iogurte ou equivalente;
- um pouco de pão, se a refeição não contiver tubérculos ou cereais;
- água.

A refeição da noite pode ser mais leve (com pouca ou nenhuma carne), e pode-se substituir a hortaliça crua por uma sopa de legumes. Quanto às quantidades, à escolha dos alimentos e às equivalências, consulte a dieta hipocalórica clássica (páginas 84 a 97).

O que fazer quando não se sabe cozinhar

Não é preciso ser um chef de cozinha quando se faz uma dieta. É possível encontrar numerosos produtos que exigem pouco (ou nenhum) preparo. Quanto aos vegetais, pense em:

- hortaliças cruas em saquinhos: folhas pré-lavadas, cenoura e beterraba ralada etc.;
- legumes que se conservam vários dias na gaveta inferior da geladeira e podem ser preparados rapidamente: pepino, tomate, rabanete etc.;
- legumes pré-cozidos: beterraba, cenoura etc.;
- legumes crus congelados – como já vêm descascados, lavados e picados, você não terá trabalho;
- legumes em conserva: palmito, ervilha, milho, seleta de legumes, alcachofra, champignon;
- purês de legumes sem tempero: acrescente um pouco de sal, ervas aromáticas ou outros temperos e você terá um excelente acompanhamento para uma carne grelhada.

Para as carnes e peixes:

- Filés de peixe (frescos ou congelados) e carnes para grelhar: são fáceis e rápidos de preparar na frigideira ou no forno.
- Consuma ovos duas ou três vezes por semana, de preferência preparados sem gordura (cozidos, moles na casca, poché etc.).
- Presunto magro, carne de porco pré-assada, filés de frango congelados.
- Uma conserva de atum em água pode substituir a carne de vez em quando, acompanhada de hortaliças cruas, por exemplo.
- Um pouco de kani ou alguns cubinhos de peito de peru na salada podem igualmente substituir a carne vez por outra.

Orientações suplementares:

- Se você pode fazer as refeições no restaurante da empresa, aproveite para compor pratos equilibrados e escolher alimentos que você raramente consome em casa.
- Tenha sempre no congelador dois ou três pratos prontos, que você pode selecionar estudando o rótulo, como indicado anteriormente. Eles serão de grande ajuda quando você não tiver tempo de preparar nada.
- Prepare pratos simples em quantidade maior do que você precisa – o que restar pode ser facilmente conservado por dois ou três dias na geladeira. Se não quiser comer a mesma coisa durante toda a semana, congele porções individuais.
- Não hesite em consultar livros de receitas (existem livros de receitas para uma pessoa, que apresentam pratos rápidos e leves) e em trocar idéias com os colegas e amigos.
- Um sanduíche de frango ou de atum pode fazer parte de um cardápio equilibrado se for acompanhado de verduras e um derivado do leite (veja mais informações às páginas 243 a 253, "A pessoa que trabalha o dia todo e faz as refeições fora de casa").

- É importante sentir prazer à mesa. Convide os amigos uma vez por semana e sirva-lhes uma verdadeira refeição, com uma receita que você conhece bem.
- Se você realmente não sabe cozinhar, por que não começa um curso de culinária?

Um bom estoque

Antes de tudo, é importante encher a despensa, a geladeira e o congelador de produtos saudáveis, prontos para o consumo ou que sirvam de base para uma cozinha ligeira.

Produtos secos

Na cozinha, os armários devem conter:

- torradas (comuns, integrais ou de cereais);
- leite semidesnatado ou desnatado;
- adoçantes sintéticos, líquidos ou em pó;
- pacotes de massa, arroz, sêmola de trigo: prefira os produtos que cozinham rapidamente e embalagens individuais;
- molho de tomate, mostarda, ketchup;
- saquinhos de sopa;
- garrafas de vinho e de vinagre;
- azeite e óleo de girassol (ou outros óleos vegetais);
- um frasco de tempero para salada light;
- bebidas: chás, café, garrafas de água mineral com ou sem gás, sucos de fruta sem adição de açúcar, eventualmente refrigerante light.

Conservas

Tenha sempre um pequeno estoque de conservas de:

- legumes ao natural: ervilha, milho, palmito, pepino, aspargo, alcachofra;
- tomate pelado, champignon e cebolinhas em conserva para realçar alguns pratos;
- grãos: lentilha, feijão branco, grão-de-bico;
- peixe: atum ao natural, sardinha no limão ou no molho de tomate.

Produtos frescos

Tenha sempre na geladeira:

- derivados do leite: iogurte natural ou com adoçante, queijo branco, ricota, cottage;
- frutas frescas;
- queijos light (requeijão, por exemplo). Se você não gosta de queijo light, tenha somente um tipo de queijo comum;
- manteiga ou margarina (light ou não) e creme de leite light;
- hortaliças prontas para consumo: saquinhos de folhas pré-lavadas, cenoura ralada, beterraba no vácuo, tomate-cereja etc.;
- legumes que podem ser preparados rapidamente: pepino, rabanete, cenoura, tomate;
- carnes para grelhar: filé de frango, contrafilé, carne moída magra, fígado etc.;
- meia dúzia de ovos;
- presunto magro ou peito de frango ou de peru;
- bastões de kani.

Congelados

Tenha sempre no congelador:

- legumes congelados: couve-flor, brócolis, espinafre, ervilha etc.;
- salsinha e cebolinha picadas;

- purês de legumes sem tempero;
- carnes e peixes que podem ser preparados rapidamente: carne moída magra, filé de peixe, camarão etc.;
- pão;
- alguns pratos prontos, cujo valor nutricional você tenha analisado antes de comprar.

Esses produtos prontos para usar (ou quase) evitam que você pule uma refeição ou coma qualquer coisa por falta de tempo.

Evite estocar produtos "de risco": pizza congelada, salsicha, sorvete, pacotes de bolacha, barras de chocolate etc. Todos esses produtos são muito gordurosos ou muito doces.

No supermercado: fazendo compras corretamente

Para evitar que as compras se tornem uma atividade enfadonha, limite suas idas ao supermercado a uma vez por semana e evite as horas de pico. Aproveite um dia de descanso para passear no mercado e encher o carrinho de frutas e legumes frescos.

Primeiro conselho: Faça as compras após uma refeição. Se você for ao supermercado com a barriga vazia, vai ficar com muita vontade de comprar todas as delícias expostas, queijos, frios, pacotes de bolacha, barras de chocolate etc.

Segundo conselho: Faça as compras com uma lista nas mãos, que você preparou em casa, com a cabeça descansada. Não se desvie da lista – se você comprar um pacote de batata frita, será difícil resistir à tentação em casa. A lista deve ser feita em função do estoque (veja item anterior) e do cardápio previsto para a semana (veja a seguir um exemplo de cardápio simples).

Faça suas compras em um supermercado que você conhece bem, assim você perde menos tempo para encontrar os produtos de que precisa e fica menos tentado a se desviar da lista. Fuja da seção de bolachas e doces e passe rapidamente pelos sorvetes. Na seção de pratos prontos (congelados ou frescos), fique atento às informações nutricionais, como indicado anteriormente.

Não caia nas armadilhas

As indústrias se aproveitaram muito bem da expansão do número de pessoas que vivem sozinhas para vender cada vez mais produtos em porções individuais: pratos prontos para uma pessoa, bolachas em saquinhos diminutos, pacotinhos de batata frita, queijos em porções individuais etc. Esse mercado está em pleno desenvolvimento, mas tem dois lados para o solteiro que faz dieta – as porções individuais podem ajudá-lo a limitar o consumo de bolachas ou de queijos, se você não consegue ficar sem esses alimentos no cotidiano, mas ao mesmo tempo você fica tentado por produtos que não compraria se estivessem em embalagens convencionais. Não se deixe influenciar e restrinja-se à lista!

Não se deixe iludir pelas indicações "com leite desnatado" ou "menos de 10% de teor de gordura". Essas menções, embora não sejam mentirosas, podem confundir – esses produtos nem sempre são light e podem ter alto teor calórico.

Desconfie das bolachas com baixo teor de gordura, apresentadas em embalagem individual ou não. Elas contêm uma quantidade considerável de açúcar, e o fato de possuírem baixo teor energético nem sempre é interessante. Da mesma forma, as águas minerais com zero caloria não apresentam vantagem alguma, pois todas as águas, com exceção das aromatizadas doces, têm zero caloria.

Exemplo de cardápio simples		
Café-da-manhã	**Almoço**	**Jantar**
Chá com leite 4 torradas de cereais	Beterraba com vinagre e azeite	Sopa com macarrão cabelo-de-anjo

Manteiga light Suco de laranja	Lombo de porco assado Polenta pronta 1 iogurte natural + pedaços de morango	Salada do oceano* 1 fatia de pão Queijo branco light
Café preto 1 tigela de cereal matinal (flocos de milho sem açúcar) Leite semidesnatado 1 kiwi	Rabanete + manteiga light Carne moída magra Purê de aipo (congelado) com creme de leite light Queijo branco light	½ toranja Papillote de pescada com legumes* 1 fatia de pão integral 1 iogurte de frutas light
Café com leite 2 torradas de pão integral 1 porção de requeijão light 1 fruta	Salada de lentilhas (conserva) Filé de frango Legumes refogados (congelados) 1 iogurte natural batido	Sopa de legumes (de saquinho) Ovo mole na casca Trigo + molho de tomate Shake de iogurte com pêssego*
Chá de limão 2 fatias de pão de forma + manteiga 1 iogurte natural	Salada de tomates Salmão com ervas e arroz basmati (ou outro prato pronto) 1 iogurte de frutas light	Salada de folhas Presunto magro Purê de brócolis (congelados) + 1 colher (sopa) de creme de leite light Queijo branco light
Café com leite 3 torradas Manteiga light Suco de toranja	Cenoura ralada com limão Carpaccio de carne bovina (congelado) Salada de batata com gouda Compota sem açúcar	Pepino com iogurte Frango assado (comprado pronto) Ervilhas em conserva 1 pêra

* Receitas a seguir.

Atenção à quantidade de tubérculos ou cereais: no máximo cinco colheres (sopa) por refeição (peso após cozimento). Não acrescente sal aos pratos prontos, pois já são bastante salgados.

Receitas rápidas e originais para solteiros

Salada do oceano

Tempo de preparo: 5 minutos
Rendimento: 1 porção

Ingredientes
40 g de folhas tenras de alface ou agrião
1 fatia de salmão defumado
5 tomates-cereja
½ pêra
2 bastões de kani

Para o tempero
½ colher (chá) de mostarda de Dijon
1 colher (chá) de vinagre de vinho tinto
1 colher (chá) de azeite
1 colher (chá) de água

Coloque as folhas num prato para salada. Corte a fatia de salmão em tiras finas e espalhe sobre as folhas. Lave e corte os tomates-cereja em dois. Lave a pêra, retire as sementes e corte-a em fatias finas. Espalhe a pêra e os tomates-cereja sobre a salada. Esmigalhe o kani e salpique sobre as folhas. Tempere no momento de servir.
Valor por porção: 270 Kcal.

Papillote de pescada com legumes

Tempo de preparo: 15 minutos
Cozimento: 20 a 25 minutos
Rendimento: 1 porção

Ingredientes
½ cenoura
½ cebola
½ abobrinha
50 g de aipo ralado em conserva
1 filé de pescada (120 a 130 g)
Ervas de Provence
1 colher (chá) de azeite
Sal e pimenta-do-reino

Pré-aqueça o forno a 200 °C. Descasque a cenoura e a cebola, corte as extremidades da abobrinha. Lave e rale os legumes. Coloque-os numa tigela. Escorra o aipo, lave-o em água fria e acrescente-o aos demais legumes. Misture bem. Corte um pedaço retangular de papel-alumínio e coloque os legumes no centro. Tempere com sal e pimenta-do-reino, depois coloque por cima o filé de pescada. Salpique com as ervas de Provence, acrescente o azeite e feche o papel-alumínio como um envelope. Leve ao forno por vinte a 25 minutos. Acompanhe com rodelas de limão. *Valor por porção*: 250 Kcal.

Shake de iogurte com pêssego

Tempo de preparo: 5 minutos
Rendimento: 1 porção

Ingredientes
1 pêssego

1 iogurte natural batido
1 colher (sopa) de adoçante em pó
4 pedras de gelo

Descasque e pique o pêssego. Coloque no fundo de um copo grande de coquetel metade dos pedaços de pêssego. Bata no mixer ou no liquidificador o iogurte com o adoçante em pó e o gelo. Acrescente o restante do pêssego e bata novamente. Coloque tudo no copo de coquetel. Tome imediatamente.
Valor por porção: 135 Kcal.

Conclusão

No caso de quem vive sozinho, o ganho de peso se deve, principalmente, à desorganização das refeições, devida à habitual ausência de regras da vida de solteiro. Basta, por vezes, um pouco de motivação, idéias de cardápio ou receitas simples para que a pessoa volte a ter uma alimentação mais diversificada e equilibrada.

10
O *bon vivant*

O *bon vivant* é definido como um indivíduo jovial e bem-humorado, que valoriza os prazeres da vida.

Na lista abaixo, escolha as afirmações que correspondem a você:

( ) Você coleciona livros de receitas.
( ) Adora cozinhar seus pratos preferidos para toda a família.
( ) Para você, pular uma refeição é inconcebível.
( ) Sua refeição tem que conter uma entrada, um prato principal e uma sobremesa.
( ) Sua adega está repleta de excelentes vinhos.
( ) O pão é parte integrante da refeição.
( ) Você costuma freqüentar os melhores restaurantes da cidade.
( ) Dizem que você é um "*gourmet*", um "glutão" ou um "gastrônomo".
( ) Você detesta sanduíches e outras coisas que se comem às pressas.
( ) Você foge de bares e restaurantes malconceituados e das redes de fast-food.

Se você marcou a maioria das afirmações, este perfil lhe cai como uma luva – você é, com certeza, um *bon vivant.*

Prazer e equilíbrio

Comer significa se nutrir, se socializar, mas também sentir prazer. O *bon vivant* gosta da vida e da boa mesa. Comer é, para ele, uma arte e uma preocupação constante. Considera as refeições momentos de partilha, convívio e prazer. Por essa razão, submeter um *bon vivant* a uma dieta restritiva é uma heresia!

Infelizmente, os prazeres da mesa se transformam por vezes em excesso, e os quilos a mais pouco a pouco se instalam. Sem precisar modificar radicalmente seu modo de se alimentar, é preciso reagir antes que seja tarde.

Comece pela redação de uma agenda alimentar. Durante uma semana, inclusive no fim de semana, anote tudo que comer, sem se esquecer das bebidas, molhos, aperitivos e do pão. Nessa semana, não mude nada em seus hábitos. Depois, tente analisar as refeições dia a dia e contabilizar ao longo da semana o número de:

- aperitivos;
- refeições que contêm ao mesmo tempo queijo e frios ou embutidos;
- frituras (batata sautée, fritas, bolinhos etc.);
- pratos com molho;
- pratos de confeitaria (folhados, quiches, tortas doces ou salgadas etc.);
- taças de vinho;
- copos de cerveja;
- doces (chocolate, bolos, sorvetes etc.);
- refeições em restaurantes ou entre amigos.

Contabilize também o número de:

- frutas;
- vegetais (saladas, sopas, legumes cozidos etc.);

- derivados do leite com baixo teor de gordura (iogurte, queijo branco etc.);
- copos de água com ou sem gás.

Depois de fazer esses cálculos, você poderá perceber melhor seus erros alimentares. Talvez se trate de excesso de gorduras "ocultas" (frios e embutidos, queijos, frituras, pratos de confeitaria, doces). Também pode ser falta de frutas, vegetais e derivados do leite magros. Para aprender a equilibrar suas refeições, consulte a dieta hipocalórica clássica, nas páginas 84 a 97.

Preste mais atenção nos temperos e na quantidade de gordura que utiliza para cozinhar:

- Você come fritas com maionese?
- Coloca mais de uma colher (sopa) de tempero na salada?
- Seu pacote de manteiga acaba em menos de uma semana?
- Você dosa a quantidade de óleo que usa para cozinhar?
- Acrescenta sistematicamente manteiga, creme de leite ou azeite nos legumes?

Lembre-se de que as gorduras aumentam consideravelmente o valor calórico do prato. Por exemplo, uma porção de salada de folhas ao natural tem dez calorias; quando temperada com duas colheres de vinagrete clássico (vinagre, azeite e sal), a mesma salada contém 150 calorias.

Assim, é absolutamente necessário reduzir a quantidade de gordura do tempero e do cozimento. Privilegie os modos de cozimento que quase não necessitam de gordura (no grill, em papillote, na churrasqueira, assado, no vapor etc.) e use um pouco de azeite para o tempero.

Se seu maior pecado são os aperitivos e o vinho ou a cerveja, leia a seção dedicada às bebidas alcoólicas, bem como a parte consagrada aos aperitivos de forma geral.

Se você faz regularmente as refeições em restaurantes, leia a seção dedicada às boas escolhas no restaurante francês, asiático, oriental e mexicano, a fim de conciliar prazer e equilíbrio.

Bebidas alcoólicas

Quando se fala em prestar atenção em nossa alimentação, pensamos sobretudo em controlar o que comemos, mas deixamos de lado a preocupação com o que bebemos. Entretanto, as bebidas implicam um aporte calórico que não pode ser negligenciado. É preciso estar atento principalmente ao consumo de bebidas alcoólicas.

O álcool tem mais energia que os açúcares e quase tanto quanto as gorduras, o que confere às bebidas alcoólicas valores energéticos elevados:

Valor energético de algumas bebidas alcoólicas	
1 dose de uísque com gelo	180 kcal
1 taça de martíni	130 kcal
1 cerveja (em média)	115 kcal
1 taça de vinho tinto (teor alcoólico de 12%)	110 kcal
1 taça de champanhe	100 kcal
1 taça de vinho do Porto	90 kcal

Se você acrescentar suco de frutas ou refrigerante a uma bebida alcoólica, vai obter uma mistura detonante em termos de calorias:

1 coquetel com álcool	300 kcal
1 uísque com Coca-Cola	250 kcal

Além disso, o organismo contabiliza mal as calorias contidas nas bebidas – elas quase não têm efeito sobre a sensação de saciedade.

O que fazer?

- Comece reduzindo a quantidade – é melhor um copo do que dois ou três.
- Evite tomar bebidas alcoólicas diariamente. Reserve-as para as festas, ocasiões especiais, refeições comemorativas em família ou entre amigos.
- Evite as bebidas mais fortes, que contêm mais calorias, assim como aquelas misturadas com refrigerantes, xaropes ou sucos.
- Como aperitivo, tente tomar uma tacinha de vinho no lugar de outras bebidas, assim você evita misturar, se for beber vinho com a refeição. O vinho tem a vantagem de ser moderadamente calórico, em comparação com outras bebidas alcoólicas.
- Ainda como aperitivo, opte de vez em quando por um copo de suco de frutas, suco de tomate ou água com gás aromatizada.
- Não se esqueça de que a cerveja contém álcool.
- À mesa, limite o vinho a uma taça.
- Não adianta trocar o vinho tinto pelo rosé ou pelo branco – do ponto de vista calórico, eles são equivalentes.

Derrubando mitos

Certos mitos em relação às bebidas alcoólicas continuam fortes. Eis a verdade sobre alguns deles:

"O álcool dá forças."
FALSO

Quem já não sentiu essa impressão de força física depois de beber um ou dois copos? Entretanto, ela não é real – o álcool proporciona sensação de euforia e diminui a sensação de cansaço durante um esforço. Esses efeitos têm curta duração e não têm impacto real sobre a força física. O álcool pode dar uma disposição temporária, mas de forma alguma melhora o desempenho.

"O álcool esquenta."
FALSO

Trata-se de uma falsa impressão de calor. Depois de ingerir álcool, nos sentimos invadidos por um doce calor, e o rosto fica ligeiramente corado. Temos até mesmo a tendência de tirar um pouco a roupa depois de beber alguns copos... Essa impressão de calor é explicada pela dilatação dos vasos capilares periféricos provocada pelo álcool, mas esse fenômeno tem curta duração. Na realidade, a temperatura do corpo baixa alguns décimos de grau. Consumido em grande quantidade, o álcool pode até mesmo provocar graves hipotermias.

"O álcool ajuda a digestão."
VERDADEIRO E FALSO

Após uma farta refeição, costuma-se beber um digestivo para "digerir melhor". Na realidade, o álcool dilata o estômago, o que possibilita ingerir maior quantidade de alimento. Ele estimula a secreção gástrica e acelera assim o esvaziamento do estômago, mas pode provocar dores por hiperacidez gástrica.

"O álcool melhora o desempenho sexual."
FALSO

Se por um lado o álcool facilita as demonstrações amorosas, porque diminui as inibições, por outro prejudica o desempenho sexual – em doses altas, reduz a taxa de testosterona, diminuindo a libido e a capacidade de contração muscular. Assim, os homens têm uma razão a mais para beber com moderação.

"O vinho rosé é mais leve que o tinto."
FALSO

Muitas pessoas acreditam que o vinho rosé é menos calórico que o tinto; talvez ele pareça mais leve em razão da cor mais clara. Entretanto, o teor alcoólico é o mesmo, e o valor energético é praticamente idêntico. Tinto ou rosé, modere o consumo.

"Champanhe é menos calórico que vinho."
FALSO

O champanhe nada mais é que um vinho branco espumante – bebida de grande qualidade, mas não deixa de ser vinho. Portanto, contém tanto álcool quanto as outras variedades de vinho e, como já sabemos, o álcool contém calorias – uma taça de champanhe brut (seco) contém por volta de cem calorias, tanto quanto uma taça de vinho tinto com teor alcoólico de 12%. Quanto ao champanhe doux (doce), contém mais açúcar, portanto é mais calórico.

Aperitivo

Tradicionalmente, o aperitivo era servido para estimular o apetite. Hoje ele perdeu sua função original e se tornou um momento de convívio, servido o mais das vezes antes de uma refeição especial, entre amigos ou em família. Aliás, atualmente o aperitivo tem até a tendência de tirar o apetite para a refeição.

Na seção anterior, você pôde constatar que as bebidas servidas como aperitivo são bastante calóricas. As bolachinhas e outros petiscos que as acompanham têm igualmente um efeito desastroso sobre a silhueta.

Valor energético de alguns aperitivos	
1 punhado de amendoins	200 kcal
5 azeitonas pretas	150 kcal
1 punhado de batatas chips	110 kcal
5 salsichinhas	100 kcal
1 punhado de bolachinhas salgadas	100 kcal
2 rodelas de salame	100 kcal
3 salgadinhos folhados	90 kcal

Evidentemente, esses aperitivos devem ser evitados se você deseja perder peso. Comendo esses petiscos no aperitivo, você pode considerar que já fez uma verdadeira refeição em termos de calorias. Além disso, todos eles contêm grande quantidade de sal, o que faz com que se beba em maior quantidade.

Se você não consegue ficar sem beliscar alguma coisa enquanto toma uma bebida como aperitivo, veja algumas idéias originais e que não vão arruinar sua dieta:

- Prepare bastões de legumes: cenoura, abobrinha, pepino etc.
- Você também pode servir outros legumes crus: buquezinhos de couve-flor, pedacinhos de funcho, tirinhas de pimentão, rabanete, tomate-cereja.
- Acompanhe-os com molhos feitos em casa: ricota com cebolinha, iogurte com estragão, creme de leite light com mostarda etc.
- Faça espetinhos de legumes, por exemplo: rodelas de rabanete intercaladas com pedaços de pepino em conserva e tomates-cereja.
- Você ainda pode fazer espetinhos de frutas e legumes cravados em um abacaxi, por exemplo: cubinhos de gruyère + tomates-cereja + cubinhos de abacaxi.
- Prepare cubinhos de frutas: melão, maçã, manga etc.
- Faça pipoca levemente salgada.
- Sirva bastões de kani, que podem ser acompanhados dos molhos caseiros citados anteriormente.
- Use a imaginação e surpreenda seus convidados: sirva champignons acompanhados de creme de leite light misturado com ervas aromáticas e queijo ralado; prepare folhas de endívia recheadas com uma mistura de atum, manjericão e ricota; e o que mais você criar.

Refeições no restaurante

É sempre difícil administrar as idas a restaurantes quando se está preocupado com a silhueta – ficamos divididos entre a vontade de ceder às tentações e o medo de estragar a dieta. Mas quem disse que não é possível conciliar prazer e equilíbrio?

O equilíbrio alimentar se constrói durante vários dias consecutivos. Assim, é perfeitamente possível fazer uma refeição mais farta um dia e ser mais racional nos outros. A ida ao restaurante deve ser vista como um "deslize", que deve se inserir naturalmente no quadro do regime, desde que os excessos não sejam desmedidos e que você não coma três vezes por semana no restaurante.

Eis algumas regras a adotar qualquer que seja o tipo de restaurante:

- Escolha entre a bebida do aperitivo e o vinho e limite o álcool a um só copo por refeição. Naturalmente, você pode beber água com ou sem gás como complemento.
- Se não estiver com muita fome ou tiver dificuldade para parar de comer mesmo quando está saciado, evite os cardápios completos, com entrada, prato principal e sobremesa, ainda que o preço seja vantajoso. Se você fizer questão dessa fórmula, escolha um cardápio equilibrado (veja exemplos a seguir).
- Se você optou por um prato farto, contente-se com um café e um quadradinho de chocolate como sobremesa.
- Se você deseja terminar a refeição com uma mousse de chocolate ou uma bela taça de sorvete, seja mais moderado no prato principal.
- Preste atenção no consumo de pão – talvez você possa dispensá-lo, conforme o prato que pedir.

Veja a seguir um guia para fazer as escolhas mais sábias de pratos em alguns tipos de restaurante.

Restaurante francês

- Para não ficar tentado pelo pão, não deixe o cestinho a seu alcance.
- Peça uma garrafa de vinho e contente-se com apenas uma taça.
- Se você optou por um prato com molho, deixe parte dele no canto do prato.
- Faça uma refeição prazerosa, mas evite as associações desastrosas, como tábua de frios + entrecôte + batata frita + mousse de chocolate.
- Se estiver satisfeito antes do final da refeição, não se sinta obrigado a pedir sobremesa.
- Dê preferência aos seguintes pratos:
  - entrada: crustáceos e moluscos (sem maionese), salada de legumes crus, carpaccio de carne bovina ou de salmão, sopas;
  - prato principal: assado de vitela, de carne bovina, coelho à caçadora, peixe grelhado, frango assado, chucrute do mar;
  - acompanhamento: salada de folhas, arroz branco, ratatouille, vagem, tomate à provençal, batata no vapor, mousse de legumes;
  - sobremesa: salada de frutas, queijo branco com calda de frutas vermelhas, sorbet, torta de frutas.
- Evite os seguintes pratos:
  - entrada: frios e embutidos, pratos de confeitaria (quiches, tortas, folhados), bolinho de lula, ovos recheados com maionese;
  - prato principal: entrecôte, cassoulet, confits, chucrute com bacon e salsichão, peixes e carnes empanados, raclette, fondue;
  - acompanhamento: batata frita, batata sautée, bolinho de legumes, molhos gordurosos (maionese, bechamel, manteiga etc.);
  - sobremesa: tábua de queijos, fondant de chocolate, grandes taças de sorvete com chantilly e calda de chocolate, bolo de nozes, torta de amêndoas, mousse de chocolate.

Exemplos de cardápio equilibrado	
1 dúzia de ostras Barbo grelhado Ratatouille ou batatas ao vapor Queijo branco com calda de framboesa	Timbale de legumes Escalope de vitela Tagliatelle fresco Ovos nevados
Filé de pato com figo Mousseline de aipo Salada de folhas Torta tutti frutti	Salada com queijo de cabra Bife tártaro Cenoura sautée Café
Melão com vinho do porto Omelete com aspargos Salada de folhas Sorvete de coco	Vieiras Espetinho de frango Risoto de champignon Salada de laranja

Restaurante asiático

Nos restaurantes asiáticos (chinês, tailandês, japonês, vietnamita), as porções servidas não costumam ser muito grandes, o que pode levar o cliente a pedir mais pratos e a consumir mais. A regra de ouro é se satisfazer sem abusar. Preste atenção nos sinais de saciedade e pare de comer quando não tiver mais fome. Tente usar os *hashis*, os pauzinhos usados pelos orientais – com eles você vai comer mais devagar e se sentir mais rapidamente saciado.

Felizmente, a gastronomia asiática oferece um grande leque de formas de preparo, e é perfeitamente possível fazer uma refeição ao mesmo tempo leve e saborosa.

Se for escolher uma entrada, prefira sopa, salada com frango ou camarão, sushi, tempura no vapor ou rolinho primavera. Como prato principal, escolha peixe grelhado, camarão com broto de bambu, lula ao molho agridoce, rã, frango com manjericão, citronela ou gengibre, espetinho de carne ou de peixe, acompanhados de arroz branco ou legumes refogados. Como sobremesa, prefira salada de frutas exóticas, lichia ao xarope, sorbet de manga ou simplesmente um chá.

Na entrada, fuja das frituras: nem, tempura frito, massas fritas, bolinho de camarão etc. Como prato principal, evite pratos acompanhados de molho – carne de porco caramelizada, frango ao leite de coco e curry –, assim como os alimentos fritos. Na sobremesa, evite gengibre com açúcar, frutas caramelizadas, grandes taças de sorvete, assim como os biscoitinhos de gergelim ou de amendoim.

Para beber, escolha o coquetel da casa ou um suco de frutas exóticas como aperitivo e água com ou sem gás para acompanhar a refeição.

Exemplos de cardápio equilibrado	
Tempura no vapor Pato laqueado Legumes refogados Manga	Salada de caranguejo Peixe agridoce Arroz jasmim Chá de gengibre
Sopa vietnamita Camarão com broto de bambu Sorvete de coco	Rolinho primavera Macarrão com frango Lichia ao xarope

Restaurante árabe

Os pratos típicos servidos em restaurantes árabes (cuscuz e tajine) são bem completos – contêm carne ou peixe, legumes e sêmola. Prefira o cuscuz de frango ou de peixe, menos gorduroso que o de carneiro ou que o cuscuz real.

Para o tajine, siga a mesma orientação e evite acrescentar frutas secas – amêndoas, damascos, ameixas etc. –, que aumentam consideravelmente o valor calórico do prato.

Você também pode fazer uma refeição fria com diversas entradas – tabule, salada de grão-de-bico, de pepino, de beringela, de tomate etc. – e um espetinho de carne. Evite os alimentos gordurosos, como costela de carneiro, lingüiça merguez e almôndegas.

Se quiser terminar a refeição com uma sobremesa, prefira frutas aos doces árabes, particularmente ricos em açúcar e gorduras.

Se você optou por um cuscuz ou um tajine, termine com um cafezinho ou um chá de hortelã.

Exemplos de cardápio equilibrado	
Salada de pepino Cuscuz de frango Chá de hortelã	Espetinho de cordeiro Tabule ou salada de beringela Sorvete de café
Peixe à moda tunisiana Ratatouille Salada de frutas	Sopa marroquina Tajine com ervilhas Café

Se as porções forem grandes, opte por um prato único e chá ou café.

Restaurante mexicano

Como no restaurante árabe, os pratos servidos no restaurante mexicano são completos: enchiladas, tortillas, chili com carne etc.

Se quiser tomar um aperitivo, prefira uma cerveja mexicana a coquetéis doces, do tipo piña colada ou margarita. Você também pode optar por um suco de goiaba ou abacaxi.

Se for pedir uma entrada, evite os nachos com guacamole, assim como os anéis de cebola fritos. Prefira uma salada com frango, com milho ou com pico de gallo (espécie de vinagrete com tomate).

Como prato principal, escolha espetinho de carne, chili com carne ou fajitas de frango. Evite os pratos mais pesados, como enchiladas, porco caramelizado com fritas ou massas ao chili.

Se fizer questão de uma sobremesa, opte por uma fruta ou um sorbet.

Exemplos de cardápio equilibrado		
Fajitas de frango Sorbet de manga	Salada de milho Chili com carne Batatas na brasa Café	Espeto de frango Arroz com feijão Abacaxi assado

Conclusão

Para perder peso, o *bon vivant* tem que aprender a domar a paixão pela boa mesa. Entretanto, não se deve associar "leve" com "insosso". É preciso aprender a equilibrar a alimentação e ter prazer em comer sem abusar. As refeições fora de casa vão se inserir naturalmente no equilíbrio alimentar se você for capaz de parar de comer quando estiver satisfeito.

11
A pessoa que trabalha o dia todo e faz as refeições fora de casa

Sua atividade profissional o impede de seguir uma dieta clássica, pois você tem muitos almoços de negócios? Você não sabe como compor uma refeição leve no restaurante?

Estando sempre na rua, você não consegue perder peso porque não tem tempo de fazer uma verdadeira refeição no horário do almoço?

De coquetéis a recepções, de salgadinhos a sanduíches, como conciliar equilíbrio alimentar e almoços de negócios ou refeições ligeiras? Como perder peso fazendo quase todas as refeições fora de casa?

Almoços de negócios

Já sabemos bem que as refeições nos restaurantes são mais ricas que aquelas que fazemos em casa – mais elaboradas e mais gordurosas. O cozimento no vapor e os peixes em papillote não são facilmente encontrados em qualquer estabelecimento.

No restaurante, as tentações são grandes e, se você gosta de comer bem, é difícil resistir aos pratos elaborados, às tábuas de queijos e frios, às taças de sorvete ou às tortas dos mais diversos tipos. Mesmo em períodos de dieta, a simples leitura do cardápio desperta os sentidos até de quem está seriamente preocupado com a balança. As papilas gustativas enlouquecem, e as glândulas salivares se põem em ação antes mesmo de termos feito nossa escolha. Diante desse cenário, é necessária uma boa dose de motivação para não se distanciar do principal objetivo: comer de maneira equilibrada.

Escolhendo a boa fórmula

Escolher *à la carte* ou o prato executivo? A opção de prato executivo pode ser interessante se você puder escolher uma entrada de hortaliças cruas, um prato e uma salada de frutas como sobremesa. Infelizmente, isso raramente é possível.

Por prudência, escolha *à la carte* e contente-se com uma pequena entrada, um prato principal e um café, ou um prato principal, uma sobremesa e um café.

Bebida

Se a ocasião pedir uma bebida alcoólica, no aperitivo brinde com uma taça de champanhe ou de vinho. Em caso contrário, escolha um suco ou água com gás. Evite bebidas alcoólicas fortes e esqueça os petiscos, exceto se forem bastões de legumes crus ou tomates-cereja.

Para acompanhar a refeição, peça uma garrafa de água mineral com ou sem gás e, se a ocasião exigir, uma garrafa de vinho. Conserve a taça de vinho pela metade até o fim da refeição, para não correr o risco de que o garçom o sirva novamente. Para informações complementares sobre bebidas alcoólicas e aperitivos, veja o capítulo "O *bon vivant*", às páginas 229 a 242.

Se você puder escolher o restaurante

Evite restaurantes árabes, gregos, turcos, mexicanos ou marroquinos, nos quais a cozinha é bastante rica. Nos restaurantes italianos, franceses e de cozinha variada, os pratos permitem compor mais facilmente uma refeição mais leve. Os restaurantes asiáticos (japonês, tailandês, vietnamita etc.) apresentam pratos cozidos no vapor que também ajudam a limitar os excessos de gordura.

O que pedir?

Entrada	
Prefira	**Evite**
Sopa quente ou fria Salada de folhas e legumes crus variados Salada de camarão ou frango Aspargos com vinagre e azeite Frutos do mar (sem maionese) Mousse de legumes Carpaccio de carne bovina ou de salmão	Frios e embutidos Saladas com queijo, bacon etc. Produtos de confeitaria, como quiches, tortas, folhados Bolinhos fritos Preparações com maionese Suflê de queijo

Prato principal	
Prefira	**Evite**
Peixe grelhado ou em papillote Espetinho de frango ou de carne bovina Frango assado (sem pele) Escalope de vitela com champignon Filé de pato, coelho assado Vitela assada, rosbife Picadinho de carne Pernil de cordeiro Filé mignon Massa fresca, batata no vapor Hortaliças: tomate à provençal, vagem, legumes refogados etc.	Confits Chouriço, lingüiça, salsicha Frituras (batata frita, carnes e peixes empanados etc.) Costeletas de cordeiro, de porco etc. Chucrute com salsichão Lasanha, crepe Entrecôte, picanha Gratinados e suflês Carnes recheadas

Sobremesa	
Prefira	**Evite**
Salada de frutas Torta de frutas Salada de laranja, carpaccio de abacaxi 2 bolas de sorbet Compotas e sopas de frutas Maçã ao forno, pêra ao vinho Iogurte natural ou de frutas Crepe com açúcar	Torta de chocolate Grandes taças de sorvete com chantilly Brownie, mousse de chocolate Crème brûlée Bolinho frito, crepe de chocolate Bolo de amêndoas Pudim de leite condensado Torta de limão Tortas e bolos com nozes ou amêndoas

Prazer sem abuso

Mesmo que a refeição seja um pouco mais rica, você sempre pode seguir certas regras:

- Estude bem o cardápio e não hesite em pedir modificações ao garçom (legumes no lugar das fritas, um prato servido sem o molho etc.).
- Coloque o cestinho de pão longe de você.
- Se escolher uma salada, peça o tempero à parte, para que você possa dosar a quantidade – no máximo duas colheres (sopa).
- Esqueça os molhos muito gordurosos que acompanham alguns pratos – maionese, bechamel, quatro queijos etc. –, ou peça o molho à parte.
- Não se sinta obrigado a comer tudo – pare quando não tiver mais fome.
- Se você escolheu um prato executivo que dá direito à sobremesa, mas já se sente saciado após o prato principal, pergunte ao garçom se você pode substituir a sobremesa por um café.

Como já apontado, o equilíbrio nutricional não se constrói em uma única refeição. Se seu almoço de negócios foi mais farto que o previsto, compense com um jantar leve, por exemplo: sopa de legumes ou salada, ovos na casca ou peito de peru, um derivado do leite ou uma fruta.

Recepções e coquetéis

No mundo dos negócios, as recepções e os coquetéis são muitas vezes obrigatórios. Essas refeições, nem sempre equilibradas, são um problema para quem se preocupa com a silhueta. Os canapés e salgadinhos servidos nessas ocasiões são com freqüência fonte de excessos alimentares. Acabam sendo consumidos sem fome e, com a atenção tomada pelo calor das conversas, os convidados acabam comendo bem mais do que recomenda a razão. Como proceder para não colocar sua dieta em perigo?

Considere o evento um simples desvio ao regime, um excesso que deverá ser inserido naturalmente no equilíbrio alimentar da semana. No dia seguinte, compense fazendo refeições mais leves e tudo ficará bem.

Evite chegar ao coquetel com a barriga vazia – você atacaria os salgadinhos, sem poder se controlar. Se o evento estiver marcado para um pouco mais à noite, faça um lanchinho no meio da tarde.

Esteja atento às bebidas alcoólicas – limite o consumo a um único copo. A seguir, beba água com ou sem gás. Sirva-se de alguns canapés e coma-os lentamente. Se houver docinhos, cuidado para não abusar. Se você prestar atenção nos sinais de fome e saciedade, não cometerá grandes excessos. O principal é não se deixar levar pela gula.

Se você for organizar o evento

Se você tiver o privilégio de escolher o cardápio do evento, pode prever alguns aperitivos compatíveis com a dieta, à base de legumes ou frutos do mar.

Encomende ao bufê algumas variedades de sanduíche de metro, sushis, tomates-cereja ou legumes picados para beliscar. Se for encomendar minipizzas, escolha a cobertura menos gordurosa, com legumes. Você pode ainda escolher saladas diferentes ou espetinhos de legumes cravados no abacaxi. Para a sobremesa, encomende espetinhos de frutas ou tortinhas de frutas, menos gordurosos que doces com chocolate ou creme.

Se houver a possibilidade de sugerir receitas para o bufê, eis algumas idéias originais e leves:

- enrolados de omelete com pasta de tomate seco (receita na página 194);
- vieiras disfarçadas (receita na página 196);
- tzatziki (receita na página 193);
- barquinhas de endívias com caranguejo (receita na página 195);
- pizza caseira (receita na página 206);
- homus de brócolis condimentado (receita a seguir);
- cenoura à moda marroquina (receita a seguir).

Homus de brócolis condimentado

Tempo de preparo: 15 minutos

Cozimento: 5 minutos

Refrigeração: 2 horas

Ingredientes

600 g de brócolis

1 colher (sopa) de azeite

1 colher (chá) de cominho em pó

½ colher (chá) de chili em pó

1 colher (chá) de curry

2 colheres (sopa) de creme de leite light

Páprica doce
Sal

Separe os buquês de brócolis e lave-os. Cozinhe-os por cinco minutos na panela de pressão, contados após o início da rotação da válvula. No processador ou liquidificador, bata os brócolis com o azeite. Acrescente o cominho, o chili e o curry. Salgue e incorpore o creme de leite. Coloque numa tigela e leve à geladeira por duas horas. Decore com páprica doce e sirva com torradinhas ou chips de milho.

Cenoura à moda marroquina

Tempo de preparo: 10 minutos
Cozimento: 20 minutos
Refrigeração: 24 horas

Ingredientes
600 g de cenoura
3 dentes de alho
1 colher (chá) de sementes de coentro
1 colher (chá) de cominho em pó
½ colher (chá) de chili em pó
4 colheres (chá) de vinagre de vinho tinto
1 colher (sopa) de azeite
Sal

Descasque, lave e pique as cenouras em cubinhos. Descasque os dentes de alho e retire os miolos. Cozinhe as cenouras e os dentes de alho por vinte minutos em uma panela com água salgada. Escorra. Triture as sementes de coentro, misture em uma tigela todos os temperos com o vinagre e o azeite. Esmague os dentes de alho e incorpore ao molho. Acrescente as cenouras, misture bem e cubra a tigela com um filme plástico. Deixe na geladeira até o dia seguinte. Sirva com palitos de dente em taças decoradas com folhas de hortelã.

Refeições rápidas

Depois dos almoços de negócios, este é um outro ponto problemático quando se quer perder peso: as refeições feitas rapidamente. Seu cotidiano rima com sanduíche, salgado ou padaria? Você não consegue voltar para casa na hora do almoço? Não se desespere. Existem soluções que podem ajudá-lo a compor refeições equilibradas.

Se você não tem outra opção a não ser comer um sanduíche ao meio-dia, saiba que ele pode servir de base a um cardápio equilibrado. O pão não contém gorduras. Basta escolher os ingredientes certos para compor o sanduíche e completá-lo de forma inteligente, a fim de evitar o excesso de gorduras e calorias.

Se você mesmo prepara seu sanduíche

- Brinque com a diversidade. Varie os tipos de pão e conte no máximo cem gramas por sanduíche, ou seja, meia baguete. Prefira pão integral, que tem digestão mais lenta e sacia mais.
- Escolha ingredientes simples e magros: presunto sem gordura, atum em conserva de água, ovo cozido, peito de peru ou de frango, rosbife etc. Evite frios gordurosos, patês e salsichas.
- Se você não for comer um iogurte como sobremesa, acrescente ao sanduíche uma fatia de queijo ou uma porção de requeijão light.
- Coloque hortaliças no sanduíche: folhas de alface, rodelas de tomate ou pepino, rodelas de cebola etc.
- Como tempero, prefira mostarda, ketchup ou um pouco de azeite a maionese ou manteiga.

Sanduíches para fazer em casa	
Sanduíche de tomate e presunto cru	
100 g de pão de cereais 1 fatia de presunto cru sem gordura 3 rodelas de tomate 1 colher (sopa) de molho para salada light	Valor energético: 430 kcal Gorduras: 9 g Completar com: 1 iogurte natural 1 porção de compota sem açúcar 1 água com gás
Sanduíche de atum	
1 pão francês 50 g de atum em conserva de água 1 ovo cozido 3 rodelas de tomate 2 folhas de alface Mostarda de Dijon	Valor energético: 460 kcal Gorduras: 10 g Completar com: 1 iogurte de frutas light 1 copo de suco de laranja
Sanduíche de presunto	
100 g de pão integral 1 fatia de presunto magro 1 ou 2 porções de requeijão light	Valor energético: 350 kcal Gorduras: 7 g Completar com: 1 fruta 1 refrigerante light
Sanduíche norueguês	
100 g de pão de ervas 1 fatia de salmão defumado 4 rodelas de pepino 1 colher (chá) de mostarda + 1 colher (sopa) rasa de creme de leite light	Valor energético: 380 kcal Gorduras: 9 g Completar com: 1 salada de frutas 1 copo de leite sem açúcar
Sanduíche vegetariano	
100 g de pão 3 rodelas de tomate 2 folhas de alface 2 rodelas de cebola	Valor energético: 380 kcal Gorduras: 8 g Completar com: 1 porção de compota sem açúcar

1 ovo cozido 1 colher (sopa) de molho para salada light	1 derivado do leite 1 água mineral
Sanduíche americano	
100 g de pão branco 100 g de carne moída magra 3 rodelas de tomate 1 colher (chá) de mostarda forte	Valor energético: 400 kcal Gorduras: 5 g Completar com: 1 fruta 1 refrigerante light

Se você compra seu sanduíche

- Fuja de sanduíches acompanhados de fritas, cachorro-quente e sanduíches com lingüiça ou patê. Evite igualmente aqueles feitos com pão de forma, que são rapidamente digeridos e saciam menos.
- Privilegie os que levam vegetais crus, presunto, frango, atum ou ovo cozido e complete sua refeição com uma fruta e uma bebida (água ou refrigerante light).
- Se você puder escolher os temperos, peça mostarda, um pouco de vinagre e azeite ou ketchup.

Misto quente, pizzas, tortas

Nos estabelecimentos em que é possível fazer uma refeição rápida, você também pode pedir uma fatia de torta ou de pizza, um misto quente ou outros salgados. Ainda que esses alimentos não contenham mais calorias que certos sanduíches, são ricos em gorduras ocultas.

Teor de gordura de algumas refeições rápidas	
1 fatia de quiche lorraine	25 g
1 misto quente com creme	22 g
1 fatia de torta de legumes	20 g

1 croissant de queijo	18 g
1 fatia de pizza	15 g

Esses alimentos saciam menos que os sanduíches. Muito gordurosos e pobres em fibras, devem ser consumidos ocasionalmente.

Saladas

Cada vez mais os restaurantes que servem refeições rápidas oferecem também saladas. Porém, contrariamente ao que se poderia pensar, elas nem sempre são aliadas da dieta – muitas contêm azeite ou maionese em demasia, muito queijo, croûtons, bacon, azeitonas. Assim, elas se tornam ricas em gorduras. Além disso, raramente contêm tubérculos ou cereais (arroz, milho, batata etc.). Se você não completar sua salada com um pouco de pão, corre o risco de sentir muita fome duas ou três horas mais tarde.

Guloseimas: concentrados de calorias?

Se você faz uma refeição rápida no almoço, corre o risco de ter a famosa sensação de estômago vazio no final da tarde. É aí que, se você não previu um lanchinho equilibrado, precisa tomar cuidado com as guloseimas. Sob esse termo estão agrupados os alimentos vendidos em lojas de conveniência, padarias etc., que geralmente vêm embalados em saquinhos e podem ser salgados ou doces: barras de chocolate, bolinhos, saquinhos de bala, refrigerantes, pacotes de salgadinhos, entre outros.

Esses alimentos podem ser encontrados em diversos lugares e são bastante práticos, fáceis de ter à mão. Quando a fome chega, fica difícil resistir. Porém, eles têm alta densidade energética, ou seja, contêm muitas calorias em pouco volume. Sua apresentação em embalagem individual é muitas vezes enganosa – como o volume é pequeno, podem fazer crer que não têm muitas calorias.

Valor energético de algumas guloseimas	
1 pacote pequeno (45 g) de batata frita	259 kcal
1 pacote individual (45 g) de bolacha	238 kcal
1 barra (40 g) de chocolate recheada	190 kcal
1 lata (350 ml) de refrigerante	150 kcal

Se você só comeu um sanduíche na hora do almoço, prepare um lanche para o meio da tarde, como uma bebida e uma fruta ou um derivado do leite. Assim você vai conseguir esperar mais tranqüilamente a hora do jantar. Quanto às guloseimas light, como bolachas, não as considere de forma alguma produtos para dieta. Seu teor de gordura é ligeiramente mais baixo, mas não o suficiente para que possam entrar no quadro diário de um regime para emagrecer.

A padaria

Se você almoça todos os dias em uma padaria que serve comida, sua luta para emagrecer ou manter a linha será menos difícil. A variedade de opções que esses estabelecimentos oferecem permite fazer refeições equilibradas e pobres em gorduras.

Mantenha o equilíbrio da refeição, escolhendo:

- vegetais: uma salada de folhas ou legumes crus como entrada ou uma fruta de sobremesa;
- um alimento rico em proteína: carne magra, peixe ou ovos;
- um tubérculo ou cereal: uma porção pequena de massa, arroz ou grãos, ou um pedaço de pão;
- eventualmente legumes cozidos;
- um derivado do leite: iogurte natural ou queijo branco;
- uma bebida: água com ou sem gás.

Se preferir uma refeição fria, peça uma salada de folhas e legumes, uma fatia de presunto, um pedaço de pão e um iogurte natural – assim você terá composto um cardápio equilibrado.

Fuja das armadilhas

- Verifique se os legumes não estão muito engordurados. Talvez você possa pedi-los sem tempero e acrescentar um fio de azeite ou molho para salada light.
- Fuja de frituras (bolinhos, batata frita etc.), dos produtos de confeitaria e de entradas como salada de batata com maionese. O molho multiplica o valor energético dos alimentos por dois ou três.
- Se você optou por vegetais crus, coloque apenas uma colher (sopa) de vinagre e azeite.
- Cuidado com as carnes gordurosas. Mesmo grelhadas, contêm cerca de 15% de gordura.
- Evite a gordura visível das carnes – a pele do frango, a gordura do presunto etc. –, assim como os empanados.
- Não se deixe tentar pelas sobremesas muito ricas (mousse de chocolate, bolos etc.). Prefira salada de frutas, uma fruta fresca ou um derivado do leite.

Conclusão

As refeições fora de casa não devem ser um impedimento para a dieta. É preciso, entretanto, aprender a equilibrá-las e desvendar as armadilhas escondidas para que se possa perder peso, mantendo ao mesmo tempo a vida social e profissional. Não se pode esquecer que o equilíbrio nutricional não é construído em uma única refeição – um excesso pode ser compensado por algumas refeições mais leves.

12

Emagrecer após os 50

Os anos se passam e os quilos a mais se instalam traiçoeiramente, ano após ano. Com a idade, tanto no homem quanto na mulher, a silhueta vai se modificando pouco a pouco. Em quem colocar a culpa? Nos hormônios? Na falta de atividade física? No metabolismo que desacelera? Nos excessos à mesa? Talvez um pouco de cada coisa.

O certo é que, a partir de certa idade, os escorregões alimentares não ficam sem conseqüência, e infelizmente não se perdem os quilos em excesso tão facilmente aos 50 anos como se perdiam aos 20.

É preciso então se resignar e aceitar a nova silhueta?

Não se deve esquecer que o ganho de peso pode constituir um fator de risco para doenças como diabetes, hipertensão, colesterol alto etc., que se instalam facilmente após os 50. Quer você queira emagrecer por razões médicas ou puramente estéticas, não corra riscos seguindo uma dieta muito restritiva, que pode ter conseqüências nefastas para sua saúde.

As modificações na silhueta

Na casa dos 50 anos, é preciso aceitar uma nova morfologia – a distribuição da gordura corporal se modifica, o que é particularmente visível na mulher. Durante anos ela luta contra o culote e a celulite nas nádegas e coxas. Após os 50, a carência de estrogênio favorece a reserva de gordura na cintura e na parte alta do corpo. Inversamente, as nádegas se achatam e as coxas perdem tonicidade. A massa muscular se reduz progressivamente, o que se junta à diminuição do metabolismo basal. Com a idade, gastam-se menos calorias e, a cada excesso nas refeições, as calorias supérfluas se acumulam.

No homem, a barriga se acentua pouco a pouco e, na ausência de atividade física, ocorre perda muscular, embora menos pronunciada que na mulher.

Uma história de hormônios

A partir dos 40 anos, diminui a quantidade de hormônios que mobilizam gorduras. As taxas de estrogênio, de testosterona e de hormônio do crescimento entram em queda livre. São os hormônios que preservam a massa muscular e impedem o estoque de gordura. Assim, o ganho de peso é fisiologicamente natural a partir dessa idade.

Na mulher, a menopausa é um período particularmente delicado no que concerne ao ganho de peso. Além da diminuição da taxa de hormônios, que favorece o acúmulo de gordura, esse desregramento hormonal torna as mulheres mais sensíveis e até mais irritadas. Com a sensibilidade à flor da pele, elas ficam mais propensas a beliscar e a compensar o estresse com alguma coisa doce. É, portanto, necessário aprender a aliviar a tensão com algo que não a alimentação – uma tarde no salão de beleza, uma sessão de cinema, um passeio de bicicleta ou qualquer outra coisa que proporcione relaxamento.

Os homens tampouco são poupados. A taxa de testosterona diminui igualmente, e a gordura se acumula mais facilmente na cintura.

Além disso, por volta dos 50 anos é comum ocorrerem mudanças profissionais ou familiares (aposentadoria, saída dos filhos de casa etc.), que podem transformar os hábitos alimentares. Passa-se a cozinhar menos e a beliscar mais.

Em busca de um novo peso ideal

O volume corporal varia não somente de um indivíduo para outro, mas também ao longo da vida. A mulher ganha em média 7,5 quilos entre os 20 e os 50 anos. Do ponto de vista médico, leva-se sempre em conta o índice de massa corporal (veja cálculo na página 11) para avaliar se há excesso de peso. Esse índice permite avaliar os riscos de um eventual sobrepeso ou obesidade para a saúde. Entretanto, a fórmula que permite calcular o peso ideal a partir da altura é ligeiramente adaptada com a idade.

Cálculo do peso ideal
Para mulheres: Peso ideal = $\text{altura}^2 \text{ (em m)} \times 20 + \frac{(\text{idade} - 20)}{4}$ Para homens: Peso ideal = $\text{altura}^2 \text{ (em m)} \times 22 + \frac{(\text{idade} - 20)}{4}$ Exemplo para um homem de 50 anos e 1,70 m: Peso ideal = $1{,}70 \times 1{,}70 \times 22 + \frac{(50 - 20)}{4} = 2{,}89 \times 22 + 7{,}5 = 63{,}58 + 7{,}5 = 71$ kg

Seu peso ideal, reajustado de acordo com a idade, pode parecer alto, pois não leva em conta a imagem do homem e da mulher de 50 anos que vemos hoje em dia – com essa idade, todos ainda querem ter o corpo firme e bem esculpido.

Do ponto de vista médico, seu peso ideal não pode ser aquele que você tinha aos 20 anos; é preciso admitir e aceitar alguns quilos a mais, ainda que você os julgue excessivos. Seu peso ideal é aquele com o qual você se sente bem, física e psicologicamente, mas deve estar dentro do correto da perspectiva da saúde (IMC entre 20 e 25).

Não seja tão exigente consigo. Manter um peso muito baixo até é possível, mas é preciso pagar um preço alto, com enormes restrições alimentares.

Outro índice permite avaliar os riscos do sobrepeso para a saúde – trata-se da medição da cintura. Com efeito, mesmo com um IMC correto, se a circunferência da cintura for superior a 102 centímetros para os homens e 88 centímetros para as mulheres, há riscos cardiovasculares, como hipertensão, hiperglicemia e resistência à insulina.

Cuidado com as dietas restritivas após os 50 anos

Quando a idade avança e se quer perder peso, a desaceleração do metabolismo basal nos obriga a seguir dietas cada vez mais rigorosas. Infelizmente, se você fez diversos regimes restritivos ao longo da vida, seu metabolismo basal já deve estar bastante alterado. Assim, é preciso reunir muita paciência e coragem na busca pelo emagrecimento.

Após os 50 anos, retomar essas dietas restritivas é absolutamente impensável. É preciso adotar uma alimentação equilibrada, a fim de evitar carências que possam ser prejudiciais para o futuro de sua saúde, por exemplo: as necessidades de cálcio devem ser bem atendidas para preservar os ossos e prevenir futuros riscos de osteoporose. A ingestão de proteína também deve ser suficiente para não acelerar a perda muscular.

Cuide de sua musculatura

Entre os 20 e os 80 anos, a mulher pode perder até 50% de sua massa muscular. Cuidar da musculatura praticando uma atividade física é indispensável por diversas razões:

- Quanto mais desenvolvida for sua massa muscular, mais elevado será seu metabolismo basal, pois os músculos consomem energia mesmo em repouso. Se você tiver mais músculos, queimará mais energia e poderá comer mais sem engordar.
- A atividade física preserva a massa muscular. A dieta sozinha nos faz perder 75% de gordura e 25% de massa magra. Associando ao regime uma atividade física de resistência (caminhada rápida, corrida etc.), a perda de massa magra é reduzida pela metade (somente 12% da perda de peso total).
- A atividade física aumenta o gasto e, portanto, a necessidade calórica – você perde peso mais facilmente se se mexer um pouco todo dia. Além disso, ela alivia o estresse cotidiano e melhora a sensação de bem-estar e a auto-estima.

Não confunda atividade física com atividade esportiva – não é preciso se inscrever na próxima maratona. Trata-se, antes de tudo, de adotar um comportamento ativo no dia-a-dia.

Aproveite cada ocasião para se mexer

- Vá comprar pão ou o jornal a pé ou de bicicleta.
- Passeie ao ar livre no fim de semana.
- Prefira a escada ao elevador.
- Desça do metrô ou do ônibus uma estação antes e termine seu trajeto a pé.
- Organize um jogo (futebol, vôlei, tênis etc.) com seus filhos ou netos.
- Inscreva-se em uma aula de ioga ou de ginástica.
- Limite o tempo passado na frente da televisão.

Se você estiver motivado, matricule-se em uma academia, faça aulas de tênis ou participe de um grupo de caminhada. O mais importante é ter prazer e não permitir que a atividade seja algo enfadonho. O objetivo é desfrutar do movimento e desenvolver interesse por seu corpo. Programe diversas sessões de atividade física na semana, de no mínimo meia hora até uma hora, para os mais motivados. Leve um amigo com você – um pode motivar o outro quando houver algum desânimo.

Algumas regras básicas

Eis algumas recomendações para emagrecer e estabilizar o peso após os 50 anos:

- Evite todos os regimes restritivos (dieta da proteína, da sopa, de Atkins etc.). É imprescindível adotar uma alimentação equilibrada para evitar qualquer problema de saúde (veja o capítulo "A dieta hipocalórica clássica", às páginas 84 a 97).
- Habitue-se a não salgar demais os alimentos para evitar a retenção de líquido. Não leve o saleiro à mesa e limite os produtos muito salgados (frios, embutidos, queijos, molhos e pratos prontos).
- Evite se pesar todos os dias – o peso varia de um dia para o outro e a diferença não é significativa para avaliar se houve perda. Pesar-se uma vez por semana é mais que suficiente. Você também pode tirar a medida de sua cintura e anotá-la em uma agenda, para avaliar os resultados de seus esforços ao final de algumas semanas.
- Não menospreze os derivados do leite. Eles devem estar presentes em todas as refeições, sob a forma de leite semidesnatado ou desnatado, iogurte, queijo branco, ricota etc. Fonte de cálcio e proteína, eles diminuem os riscos de osteoporose.
- Aprecie mais a qualidade que a quantidade. Se você sentir prazer ao comer, vai reduzir inconscientemente a quantidade, pois o prazer ativa mais rapidamente os mecanismos de saciedade.
- Cuide da apresentação dos pratos. Ouse na mistura de cores, use travessas bonitas etc. Não faça pratos separados para você – as re-

feições devem ser momentos de convívio e partilha, e uma alimentação equilibrada é conveniente para toda a família.

- Aproveite seu tempo livre para cozinhar e limite o consumo de pratos prontos, que em geral são mais gordurosos que aqueles feitos em casa. Se você não tem idéia do que fazer, folheie livros de receitas leves e troque idéias com amigos.
- Limite os petiscos. Não pule refeições e jante de forma mais leve. "Café-da-manhã de rei, almoço de príncipe e jantar de mendigo" é uma fórmula campeã.
- Aposte na variedade. Aproveite as frutas e legumes da estação, varie as carnes e os peixes, alterne as formas de preparo. Uma alimentação variada garante suprimento mais eficaz das necessidades de vitaminas e minerais.
- Não elimine totalmente as gorduras de sua alimentação. Uma pequena ingestão de gordura (óleo, manteiga) é indispensável para suprir as necessidades de ácidos graxos essenciais. Prefira os modos de cozimento que utilizem pouca ou nenhuma gordura (grelhado, em papillote, no vapor, assado etc.) e tempere a salada com um pouco de azeite, óleo de girassol ou de canola.
- Permita-se pequenos deslizes. Uma refeição um pouco mais rica ou um aperitivo não vão arruinar seus esforços se forem espaçados (uma vez por semana é uma boa medida).
- Tome líquidos mesmo que não tenha sede, no mínimo 1,5 litro por dia. Você pode beber água com ou sem gás, chá, café mais fraco, suco etc. A hidratação é primordial para eliminar as toxinas do organismo.
- Limite o álcool em todas as suas formas e reserve-o para ocasiões especiais. Se você tem o hábito de tomar vinho às refeições, reduza a quantidade pela metade e limite o consumo de alimentos que costuma acompanhar com vinho (queijo, por exemplo).
- E, por último, mexa-se!

Problemas de saúde associados ao excesso de peso

O excesso de peso muitas vezes vem acompanhado de certos transtornos: taxa de colesterol alta, hipertensão ou alterações de glicemia (taxa de açúcar no sangue). Os hábitos alimentares devem, portanto, ser adaptados em função desses parâmetros.

Se você tem colesterol alto

O equilíbrio alimentar, associado à redução da ingestão de gorduras, permite baixar a taxa do mau colesterol (LDL) e preservar a taxa do bom colesterol (HDL). Algumas regras nutricionais ajudam a limitar os riscos cardiovasculares e a evitar um tratamento à base de remédios.

- **Comece eliminando os alimentos ricos em colesterol:**
  - todos os miúdos: fígado, miolo, rins, coração etc.;
  - carnes gordas, frios e embutidos;
  - queijos gordos (com mais de 45% de gordura);
  - produtos de confeitaria muito gordurosos: à base de massa folhada, de chantilly;
  - gorduras ricas em ácidos graxos saturados: creme de leite integral, banha de porco etc.;
  - frituras: batata frita, bolinhos etc.

- **Modere o consumo de:**
  - ovos: uma vez por semana, sob a forma de ovo cozido, mexido, poché, omelete, ovo quente na casca. Os ovos contêm colesterol, mas o consumo moderado é possível no âmbito da dieta;
  - manteiga: use um pouquinho no café-da-manhã. Não é preciso suprimi-la completamente de sua alimentação, pois ela é uma fonte interessante de vitamina A;

- queijos (com até 45% de gordura): de trinta a quarenta gramas por dia, no máximo;
- crustáceos e moluscos: nas festas, unicamente;
- derivados do leite gordurosos: leite integral, iogurte enriquecido com creme, pudim, sorvete etc., uma vez por semana no máximo;
- produtos de confeitaria e bolachas doces: reserve para ocasiões especiais.

- **Consuma regularmente:**
  - hortaliças cruas e cozidas: em todas as refeições, em saladas, sopas, purês, refogados etc., mas limite o tempero;
  - frutas ou sucos sem adição de açúcar: até três unidades por dia;
  - derivados do leite magros: leite semidesnatado ou desnatado, iogurte natural desnatado ou de frutas light, queijo branco light etc., três vezes por dia;
  - peixe, mesmo gordo (dourado, pescada, linguado, bacalhau, truta, salmão, atum etc.): três vezes por semana. Os peixes gordurosos são ricos em ácidos graxos poliinsaturados, que ajudam a preservar a taxa do bom colesterol;
  - carnes magras (aves sem pele, rosbife, carne moída magra, contrafilé, escalope de vitela, pernil de cordeiro, coelho etc.): em alternância com o peixe;
  - pão integral, que sacia mais que o branco.

- **Varie o tipo de óleo e consuma com moderação:**
  - azeite: para cozimento e tempero;
  - óleo de girassol: para cozimento e tempero;
  - óleo de canola: para tempero unicamente;
  - óleo de nozes: para tempero unicamente.

  Limite a quantidade a uma colher (sopa) por refeição (entre tempero e cozimento).

O que saber sobre margarinas especiais "anticolesterol"

Uma nova geração de margarinas surgiu nos últimos tempos: margarinas "anticolesterol". Ricas em ácidos graxos poliinsaturados e enriquecidas com fitosteróis ou ômega 3, permitem reduzir o colesterol sanguíneo em cerca de 10% (no âmbito de uma alimentação equilibrada). Antes de usar essas margarinas, cujo preço é bem mais elevado que o de um produto comum, adote bons hábitos alimentares. Se seu colesterol se mostrar resistente, aí sim utilize uma dessas margarinas, sempre no contexto de uma dieta com acompanhamento médico.

Se você sofre de hipertensão arterial

No caso da hipertensão arterial, nem sempre a simples perda de peso é suficiente para baixar a pressão. É preciso ainda consumir menos sal, fazer uma atividade física e limitar o consumo de bebidas alcoólicas.

Eis alguns conselhos para diminuir o consumo de sal:

- Primeiramente, reduza a quantidade de sal do cozimento e realce o sabor com ervas aromáticas (salsinha, cebolinha, coentro, manjericão, estragão, ervas de Provence, tomilho etc.), especiarias (curry, pimenta, cominho, páprica, cardamomo etc.), limão, alho, cebola, frutas.
- Evite levar à mesa o saleiro e molhos salgados (shoyu, mostarda, ketchup).
- Limite o consumo de alimentos salgados: queijos (mesmo light), frios, embutidos, pães, bolachas salgadas, azeitonas, peixes defumados, moluscos e crustáceos, anchovas etc.
- Prefira comida caseira e utilize pratos prontos somente em último caso, pois eles contêm grande quantidade de sal.
- Lave e escorra os legumes em conserva, para retirar um pouco do sal, e não acrescente mais.

- Evite as formas de cozimento que diluem os sabores (essencialmente cozimento na água) e opte por cozimento no vapor, refogado, grelhado etc.

Quanto ao álcool, o ideal é reservá-lo para ocasiões especiais. Não se esqueça de que bebida alcoólica e dieta não combinam – o álcool é quase tão calórico quanto as gorduras.

Se você tem problemas de glicemia

Os problemas de glicemia podem evoluir para diabetes se não for feita uma dieta. Algumas medidas simples permitem manter a taxa de açúcar no sangue próxima do normal:

- Elimine o açúcar puro (sacarose) de sua alimentação: açúcar em pó ou em torrões, geléia, mel, bolachas doces, refrigerantes, xaropes, sorvetes e sorbets, derivados do leite com adição de açúcar, compotas doces etc.
- Se desejar, substitua o açúcar por adoçantes, encontrados sob a forma líquida ou em pó nas farmácias e supermercados.
- Você também pode utilizar produtos sem adição de açúcar: compotas, cacau em pó, sucos etc.
- Utilize ainda produtos prontos com adoçante: iogurte de frutas light, refrigerante light etc.
- Consuma hortaliças em todas as refeições: cruas ou cozidas, permitem controlar melhor a glicemia. Os legumes adocicados (beterraba, cenoura) podem ser consumidos sem problemas, pois não contêm sacarose.
- Não suprima os tubérculos e cereais de sua alimentação. Ricos em glicídios complexos, permitem manter a glicemia estável ao longo do dia. Por outro lado, não se deve abusar deles. Por refeição, coma 150 gramas de tubérculos ou cereais cozidos (massa, arroz, sêmola, batata, grãos) ou cinqüenta gramas de pão (veja equivalências na página 91).

- Não suprima as frutas de sua alimentação, mesmo as consideradas doces. Elas contêm frutose, um açúcar que não tem a mesma ação sobre a glicemia que a sacarose (açúcar puro). Você pode comer duas ou três por dia, seguindo as equivalências propostas a seguir. As frutas a ser evitadas são as secas, cristalizadas e oleaginosas.
- Permita-se o prazer de comer uma fatia pequena de torta ou bolo caseiro no domingo, ou um quadradinho de chocolate meio-amargo. É sempre bom para manter o ânimo e não tem grandes conseqüências sobre a dieta.

Equivalência de glicídios entre as frutas
1 fruta = 1 maçã ou pêra
= 1 laranja ou 2 tangerinas pequenas
= ½ toranja ou ¼ de melão
= 1 fatia de melancia
= 1 pêssego ou nectarina
= 2 damascos médios ou 3 ameixas
= 1 punhado de cerejas ou 1 cacho pequeno de uvas
= 1 bandejinha de morangos ou amoras
= 1 banana pequena
= 1 kiwi grande ou ½ manga
= 1 porção de compota sem adição de açúcar
= 1 copo (150 ml) de suco sem açúcar

Exemplos de cardápio		
Café-da-manhã	**Almoço**	**Jantar**
Café com leite 2 fatias de pão integral	Lombo de porco assado Arroz selvagem	Sopa de tomate Salmonete grelhado com funcho

1 pouquinho de manteiga sem sal Suco de laranja	Legumes crus variados Melão Iogurte natural	2 fatias de pão Ricota
Leite com achocolatado light 2 fatias de pão com uva passa Suco de toranja	Pepino com hortelã Coxa de frango assada Arroz integral Ervilha Iogurte de frutas light	Alcachofra com vinagre e azeite Ovo quente na casca Trigo com molho de tomate Queijo branco com pedaços de morango
Chá verde com hortelã 40 g de cereais de trigo integral + frutas vermelhas Leite semidesnatado	Tabule Rosbife + mostarda Legumes assados Iogurte natural	Salada de rúcula + cubinhos de gruyère Camarão com alho e salsinha Tagliatelle 1 fruta
Café preto 4 torradas de cereais Requeijão light Geléia sem açúcar	Salada de lentilha Filé de frango Purê de aipo 1 bola de sorvete de iogurte	Vitela assada Salada de legumes cozidos 1 fatia de pão de cereais ½ toranja Iogurte natural
Chá com leite 2 fatias de pão de forma Geléia de morango light 1 kiwi	Salada de repolho roxo Pernil de cordeiro Batatas no vapor + 1 pouquinho de manteiga Iogurte batido	Salada de folhas ½ quiche de alho-poró 1 fatia de pão Requeijão light Maçã ao forno
1 copo de leite semidesnatado 2 fatias de pão torrado	Salada de endívia com maçã Carpaccio de carne bovina	Salada de tomate Endívia refogada 2 fatias de pão Presunto magro

1 pouquinho de manteiga Suco de laranja	Suflê de abobrinha Compota sem adição de açúcar	Queijo branco
Café preto 3 torradas + manteiga light Iogurte natural 3 ameixas	Cenoura ralada com limão Truta em papillote Arroz basmati Iogurte de frutas light	Aspargos + molho de iogurte Peito de peru Couve-de-bruxelas 2 fatias de pão 1 fruta

Conclusão

O excesso de peso não é uma simples questão estética após os 50 anos. É preciso levar em conta os fatores de risco ligados ao sobrepeso ou à obesidade: hipertensão, colesterol, doenças cardiovasculares etc. Para evitar essas complicações, é preciso ter um estilo de vida saudável, com equilíbrio alimentar, abandono do cigarro e uma atividade física regular.

O prazer à mesa deve ser perseguido para que se obtenham bons resultados em matéria de emagrecimento, mas para isso é preciso aprender a apreciar uma alimentação leve e variada e privilegiar mais a qualidade que a quantidade.

13
Dieta para um orçamento restrito

Você acha que é difícil, ou mesmo impossível, fazer uma dieta quando se tem um orçamento limitado?

Diversos métodos surgidos nos últimos anos (dieta da proteína, Vigilantes do Peso, substitutos de refeição) pedem, é verdade, um orçamento considerável. Sua renda não lhe permite comprar produtos que cortam a fome, cremes redutores e pílulas que queimam gordura? Todos esses produtos auxiliares têm preço elevado. A solução para você é fazer uma dieta clássica, sem artifícios, à base de alimentos naturais. Infelizmente, os alimentos que devem ser privilegiados em períodos de regime estão com preços exorbitantes. Legumes e frutas variam de preço de forma impressionante de acordo com a estação e as condições climáticas, o peixe se torna um produto de luxo e os produtos light chegam a custar o dobro de seus similares comuns. Será que se nutrir de forma sadia e equilibrada está reservado a uma determinada classe social?

Essa idéia é inconcebível. Assim, decidi escrever este capítulo especialmente para quem tem um orçamento restrito, para que qualquer pessoa possa emagrecer sem arruinar o bolso.

Para começar, inspire-se na dieta hipocalórica clássica (páginas 84 a 97) no que se refere às orientações básicas: escolha dos alimentos, equivalências etc. Para evitar problemas de orçamento, eis algumas recomendações práticas:

- Procure promoções nos encartes de jornais e nas propagandas de televisão. Isso vai lhe permitir fazer uma lista de compras com alimentos em promoção que se integrem ao regime.
- Faça compras nos mercados que oferecem preços especiais, como aqueles que vendem por atacado. Neles você poderá encontrar todos os alimentos básicos: derivados do leite, frutas e legumes frescos, especiarias etc.
- Procure a melhor relação custo-benefício. Compare preços por quilo ou litro para verificar as diferenças entre produtos do mesmo tipo.
- Prepare cardápios semanais com antecedência e faça as compras com base neles. Assim você evita desperdícios e, na hora de preparar a comida, não fica paralisado por falta de idéias.
- Limite os pratos prontos e congelados. Para economizar, é preciso cozinhar com produtos simples e básicos. Não é necessário ser um chef de cozinha, basta um pouco de imaginação. Se você não sabe cozinhar ou não tem idéia do que preparar, veja o capítulo "O solteiro que não sabe cozinhar" (páginas 214 a 228).

A seguir, você verá orientações de compras separadas por classe de alimentos, para que você não ultrapasse o orçamento reservado à alimentação, mesmo em períodos de dieta.

Leite, derivados e queijos

Leite

- Não é preciso comprar leite enriquecido com vitaminas ou desnatado, que costumam ser mais caros. O leite semidesnatado serve perfeitamente à dieta.
- Evite embalagens pequenas e garrafas plásticas, pois custam mais caro que as tradicionais caixas de um litro.
- Leites com sabor são sempre mais caros que o produto natural.

Derivados

- Escolha os derivados do leite naturais – iogurte, queijo branco, ricota, cottage – e evite os que contêm açúcar e muita gordura (sorvete, creme de leite etc.).
- Paradoxalmente, os derivados do leite desnatados são bem mais caros que os similares comuns, ainda que contenham menos ingredientes (açúcar, creme). Entretanto, os produtos light não são indispensáveis para que o regime caminhe bem – basta comer uma quantidade menor do produto comum, ou procurar aqueles que tenham menos calorias.
- Prefira embalagens maiores (queijo branco em pote de meio quilo, por exemplo), mais baratas que as porções individuais.
- Escolha produtos das marcas próprias dos supermercados e aproveite as promoções.
- Por sua riqueza de proteínas, os derivados do leite podem substituir boa parte da carne do jantar, assim você economiza na carne. Por exemplo, uma porção de duzentos gramas de queijo branco tem dezesseis gramas de proteína, quase a mesma quantidade que cem gramas de carne.

Queijos

Com os queijos, é fácil fazer economia, pois não se pode abusar deles em períodos de dieta. Assim, não é preciso comprá-los em grande quantidade.

- Como o queijo light é bem mais caro que o comum, é preferível escolher um bom produto (com 45% de gordura no máximo) e reduzir as porções.
- Compare o preço do queijo inteiro, para fatiar em casa, com o do que já vem fatiado e embalado. Pode haver uma diferença significativa.
- Aproveite as promoções especiais, mas não se esqueça de limitar o consumo de queijo a trinta gramas por dia.

Carnes, peixes e ovos

Carnes

A carne pode constituir a parte mais pesada do orçamento destinado à alimentação. Consuma um pedaço de carne ou de peixe por dia, indispensável para suprir as necessidades de proteínas de boa qualidade, assim como para garantir o ferro e as vitaminas do grupo B. Dessa forma, você não perderá massa muscular com a dieta.

Para evitar dilapidar suas finanças, siga estas orientações:

- Quando encontrar uma boa promoção, compre a carne em grande quantidade e congele-a em pequenas porções. Você fará uma preciosa economia.
- Varie as carnes e privilegie os cortes magros. Boas opções em termos econômicos são frango (para ser consumido sem a pele) e carne de porco.
- Prefira a carne moída magra. O patinho, por exemplo, tem um preço bem acessível.
- As carnes que já vêm limpas e cortadas (filé de frango, medalhão de filé mignon etc.) são bem mais caras que aquelas vendidas em peças inteiras.
- Limite o consumo de frios e embutidos, mesmo se encontrar promoções. Eles são muito gordurosos para fazer parte do regime cotidianamente.
- Considere as carnes de segunda (para cozidos), bem mais baratas. Basta retirar a gordura visível antes de prepará-las.

Peixes

Apesar de ser difícil comer peixe todos os dias com um orçamento restrito, podemos nos valer de algumas dicas para comer essa carne sem ir à falência:

- Compare o preço por quilo na seção de peixe fresco e na de congelados. Muitas vezes há grandes discrepâncias.
- Aproveite as promoções para comprar peixe em grande quantidade. Você poderá congelá-lo em pequenas porções.
- Alguns peixes têm bons preços: pescada, sardinha, merluza...
- Não se limite aos filés sem espinha e às postas. Um belo peixe inteiro custa bem menos.

Ovos

Com freqüência nos esquecemos de que os ovos podem substituir uma parte da carne por um preço modesto. Conte em média dois ovos para substituir cem gramas de carne ou peixe.

Você pode colocar ovos no cardápio duas ou três vezes por semana (exceto se sua taxa de colesterol estiver alta; nesse caso, limite o consumo a uma vez por semana). Prepare-os em omelete (com pouca gordura), mexidos, cozidos, na casca, poché etc.

É possível ainda colocar ovos cozidos na salada. Com um pouco de atum em conserva esfarelado, correspondem a uma porção de carne em termos nutricionais.

Cereais, grãos e pães

Cereais e grãos

No que se refere a arroz, massa e trigo, o custo não é um problema – trata-se de produtos de base bastante acessíveis. Os novos cereais da moda (quinoa, mix de cereais etc.), assim como os cereais integrais, têm preço bem mais elevado, mas não são indispensáveis ao bom desenvolvimento da dieta.

Os grãos também têm preço modesto. Insira-os no cardápio duas ou três vezes por semana, substituindo os tubérculos, por sua riqueza de proteínas vegetais, fibras e sais minerais.

Pães

O pão encareceu pouco a pouco no decorrer dos anos. Os pães diferenciados (de centeio, de cereais, integral, com farelo de trigo etc.) têm preço mais elevado, o que os torna menos acessíveis para quem tem orçamento restrito.

O pão vendido no supermercado geralmente custa menos que na padaria, o que pode lhe ajudar a comprar pães especiais de vez em quando. Em todo caso, prefira o pão integral ao branco.

Dê preferência a grandes pães que você pode fatiar e congelar, assim você evita desperdício, servindo-se da quantidade necessária para cada refeição. Se preferir torradas, compre-as em pacotes grandes ou aproveite as promoções.

Hortaliças e frutas

Para satisfazer o consumidor e lhe oferecer a maior variedade possível de frutas e hortaliças durante o ano inteiro, todos os meios são válidos:

- Os produtores manipulam a plantação e a colheita, graças à cultura em estufa e à seleção de novas variedades, menos sensíveis a mudanças climáticas.
- As frutas e hortaliças são colhidas bem antes de amadurecer.
- Os grandes distribuidores não hesitam em importar frutas e legumes que não existem no país.

As estações do ano não são mais respeitadas, menos ainda o ritmo de vida dos vegetais. O resultado é que é possível encontrar praticamente qualquer fruta e legume o ano inteiro, mas a preços absurdos. Sem contar que a maioria não tem nenhum sabor, apenas o gosto da água.

A solução é sempre consumir frutas e legumes da estação. Você não apenas vai aproveitar plenamente as vitaminas e minerais dos quais eles transbordam quando estão bem maduros, mas terá também o benefício dos preços baixos, tudo isso com um sabor inigualável.

Veja a seguir quadros com a melhor época de algumas frutas e hortaliças:

FRACA: tendência de alta nos preços.

REGULAR: tendência de preços estáveis.

FORTE: tendência de baixa nos preços.

Frutas

Espécies	Jan	Fev	Mar	Abr	Mai	Jun	Jul	Ago	Set	Out	Nov	Dez
Abacate	Fraca	Fraca	Fraca	Forte	Fraca	Fraca	Forte	Fraca	Fraca	Regular	Regular	Regular
Abacaxi	Forte	Fraca	Regular	Fraca	Regular	Fraca	Regular	Regular	Fraca	Fraca	Forte	Forte
Acerola	Fraca	Fraca	Fraca	Fraca	Fraca	Fraca	Fraca	Fraca	Forte	Forte	Regular	Regular
Ameixa	Forte	Forte	Fraca	Fraca	Fraca	Regular	Regular	Regular	Fraca	Fraca	Fraca	Fraca
Banana-maçã	Fraca	Forte	Forte	Regular	Forte	Forte	Fraca	Regular	Forte	Forte	Fraca	Fraca
Banana-prata	Regular	Forte	Fraca	Regular	Forte	Forte	Fraca	Regular	Regular	Fraca	Forte	Forte
Caju	Regular	Fraca	Forte	Regular	Regular	Regular	Fraca	Fraca	Forte	Forte	Forte	Fraca
Caqui	Regular	Fraca	Forte	Forte	Forte	Forte	Fraca	Fraca	Fraca	Regular	Regular	Regular
Carambola	Forte	Fraca	Fraca	Fraca	Fraca	Regular	Regular	Fraca	Fraca	Fraca	Fraca	Fraca
Figo	Forte	Fraca	Forte	Forte	Fraca	Forte	Fraca	Fraca	Regular	Regular	Fraca	Fraca
Goiaba	Regular	Forte	Fraca	Regular	Regular	Fraca	Fraca	Fraca	Forte	Forte	Forte	Fraca
Jabuticaba	Regular	Fraca	Regular	Regular	Regular	Fraca	Regular	Fraca	Fraca	Forte	Forte	Forte
Kiwi	Regular	Fraca	Forte	Fraca	Regular	Fraca	Forte	Forte	Fraca	Fraca	Regular	Forte
Laranja-baía	Forte	Fraca	Fraca	Regular	Regular	Regular	Regular	Forte	Forte	Regular	Fraca	Fraca
Limão	Forte	Forte	Forte	Fraca	Fraca	Fraca	Fraca	Fraca	Forte	Forte	Fraca	Fraca
Maçã	Fraca	Fraca	Forte	Forte	Forte	Fraca	Fraca	Forte	Forte	Forte	Fraca	Fraca
Mamão	Fraca	Fraca	Fraca	Fraca	Fraca	Fraca	Fraca	Fraca	Fraca	Forte	Forte	Fraca
Manga	Forte	Fraca	Regular	Fraca	Regular	Regular	Regular	Regular	Regular	Fraca	Forte	Forte

	Jan	Fev	Mar	Abr	Mai	Jun	Jul	Ago	Set	Out	Nov	Dez
Maracujá												
Melancia												
Melão												
Mexerica												
Morango												
Nectarina												
Pêra												
Pêssego												
Poncã												
Tangerina morcote												
Uva												

Fonte: Ceasa.

Hortaliças												
Espécies	Jan	Fev	Mar	Abr	Mai	Jun	Jul	Ago	Set	Out	Nov	Dez
Abóbora-moranga												
Abóbora seca												
Abobrinha												
Agrião												
Alface												
Alho												
Alho-poró												
Almeirão												
Batata												
Batata-doce												
Beringela												
Beterraba												
Brócolis												
Cebola												
Cenoura												
Cheiro-verde												
Chuchu												
Couve												

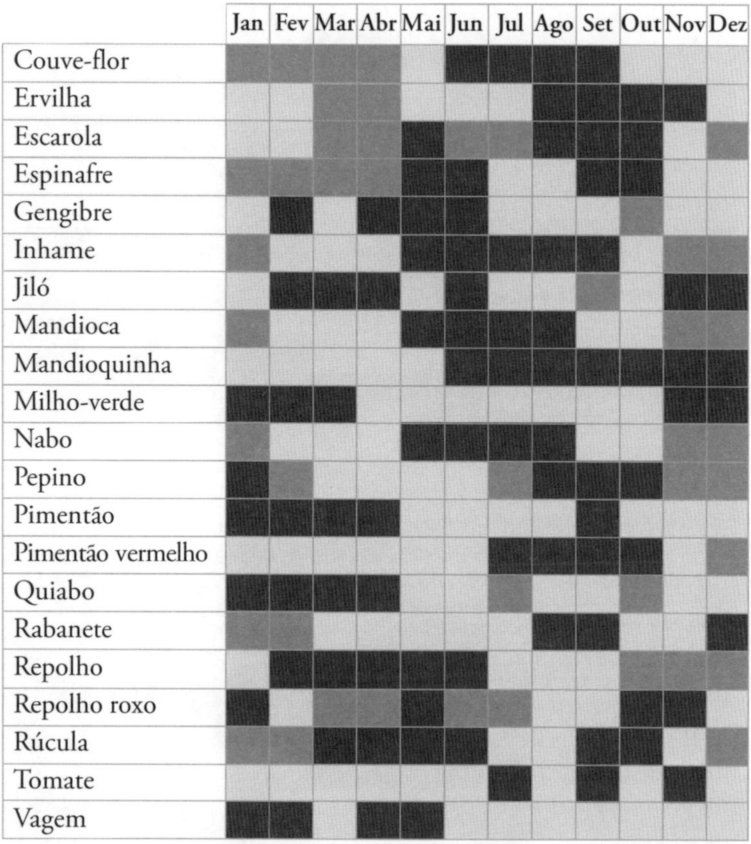

Fonte: Ceasa.

Selecione frutas e hortaliças da estação para aproveitar preços melhores. Vá à feira perto da hora de fechar (entre 12 e 13 horas) e encha a sacola de produtos da estação para conseguir os preços mais baixos.

Se determinado legume estiver muito caro, procure-o em conserva ou congelado. Talvez você o encontre por um preço mais em conta.

Evite os produtos prontos para o consumo vendidos na seção de hortifrúti (alface pré-lavada, cenoura ralada, repolho picado etc.). Eles são muito práticos, mas o preço é bem mais elevado. Você fará mais economia comprando produtos frescos sem preparo algum.

Gorduras

Escolha um óleo para cozinhar (de girassol, por exemplo) e outro para temperar (azeite, óleo de nozes ou de canola). Você também pode cozinhar com manteiga ou margarina, de acôrdo com seu orçamento. De qualquer forma, se você seguir corretamente a dieta, sua garrafa de óleo ou seu pacote de manteiga devem durar bastante.

Bolachas, chocolate e doces

Bolachas e chocolate

As bolachas e o chocolate light são bem mais caros que os similares comuns, e a redução calórica não é significativa. É melhor privilegiar a qualidade, não a quantidade – desfrute do prazer de um quadradinho de um verdadeiro chocolate e reserve bolachas de todo tipo para ocasiões especiais.

Doces

Em períodos de dieta, evidentemente é necessário limitar todos os produtos doces. Você pode substituir o açúcar por um adoçante. Há uma ampla gama de produtos disponíveis. Pesquise os preços com atenção: eles podem ter variação de até 200%.

Se você gosta de geléia, diminua a dose em vez de consumir as versões light, que são mais caras e você acabará usando em maior quantidade.

Bebidas

Água

A única bebida da qual o organismo realmente tem necessidade é água. Beba muita água durante o regime, no mínimo 1,5 litro por dia, a fim de eliminar toxinas.

Você pode tomar sem receio água da torneira. Basta colocá-la em um filtro ou fervê-la por alguns minutos. Se você prefere água mineral, compre galões de dez ou vinte litros, o que sai mais em conta do que comprar garrafas.

Sucos

Os sucos de frutas não são indispensáveis à dieta, mas você pode consumi-los, fazendo uma equivalência com as frutas frescas. Escolha os sucos concentrados e sem adição de açúcar, que geralmente são vendidos em garrafinhas de meio litro e não são caros.

Evite os "néctares de frutas" e as "bebidas à base de frutas", que são mais caras e contêm açúcar.

Receitas leves para um orçamento restrito

Espetinhos de frango marinado

Tempo de preparo: 15 minutos
Marinada: 12 horas
Cozimento: 10 minutos
Material: 8 espetinhos de madeira
Rendimento: 4 porções

Ingredientes

500 g de peito de frango
500 ml de vinho branco
2 pitadas de pimenta-caiena em pó
½ colher (chá) de cúrcuma em pó
2 colheres (sopa) de azeite
½ cebola
1 abobrinha grande
Sal

Na véspera, pique o peito de frango em cubos e coloque-o numa tigela. Regue com o vinho branco, acrescente a pimenta-caiena, a cúrcuma, o azeite e o sal. Misture bem, cubra e deixe uma noite na geladeira. Lave e corte as extremidades da abobrinha, corte-a em cubos grandes e salgue levemente. Coloque nos espetinhos, alternando um pedaço de frango e outro de abobrinha. Leve ao grill ou churrasqueira por cerca de dez minutos, virando-os de tempos em tempos. Sirva com arroz e legumes.
Valor por porção (2 espetos): 190 Kcal.

Tagliatelle de abobrinha

Tempo de preparo: 5 minutos
Cozimento: 5 minutos
Rendimento: 4 porções

Ingredientes
600 g de abobrinha
1 dente de alho
3 colheres (sopa) de azeite
Manjericão
Sal e pimenta-do-reino

Lave e corte as extremidades das abobrinhas. Com a ajuda de um descascador de legumes, corte fatias no sentido do comprimento das abobrinhas, que serão os "tagliatelles". Descasque o alho, retire o miolo e pique-o finamente. Esquente o azeite, acrescente o alho e a abobrinha. Cozinhe em fogo alto por cinco minutos, mexendo sempre. Tempere com sal e pimenta-do-reino e acrescente o manjericão picado. Sirva como acompanhamento de carne grelhada ou de um peixe assado.
Valor por porção: 110 Kcal.
Dica: Escolha abobrinhas bem finas para cortá-las mais facilmente em tagliatelles.

Pudim de pêra

Tempo de preparo: 10 minutos
Cozimento: 40 minutos
Rendimento: 5 porções

Ingredientes

2 pêras williams bem maduras
3 ovos
5 colheres (sopa) de adoçante culinário em pó
1 colher (sopa) de rum
400 ml de leite desnatado
Manteiga para untar

Aqueça o forno a 180 ºC. Descasque e pique as pêras em cubinhos. Numa tigela quebre os ovos, acrescente o adoçante e o rum. Misture bem e acrescente o leite, sempre mexendo. Unte uma forma redonda. Coloque a pêra no fundo da forma, acrescente a mistura de ovos e leve ao forno em banho-maria por cerca de quarenta minutos. Sirva morno ou frio.
Valor por porção: 130 Kcal.
Dica: Ferva a água que você vai usar no banho-maria antes de colocar o pudim.

Conclusão

Uma condição financeira limitada não deve constituir uma barreira para a dieta. O jogo das equivalências, associado a uma boa gestão das compras e das refeições, permite compor cardápios com baixas calorias e acessíveis do ponto de vista financeiro.

Bibliografia

APFELDORFER, Gérard. *Como logo existo: excesso de peso e perturbações do comportamento alimentar*. Lisboa: Instituto Piaget, 1997.

BASDEVANT, Arnaud e GUY-GRAND, Bernard. *Médecine de l'obésité*. Paris: Flammarion, 2004, coleção Médecine-Sciences.

BLANC, Jean-Paul. *Le petit livre de la minceur: les calories des aliments au quotidien*. Paris: First Éditions, 2006, coleção Le Petit Livre. (Revisto todo ano.)

COHEN, Jean-Michel e SEROG, Patrick. *Savoir manger: le guide des aliments*. Paris: Flammarion, 2004.

FRICKER, Jacques. *Le nouveau guide du bien maigrir*. Paris: Odile Jacob, 2002.

MARTEL, Héloïse e VOGTLIN, Nathalie. *Les 400 recettes minceur*. Paris: First Éditions, 2005, coleção Le Petit Livre.